千金方 千金翼方

中华国学经典精粹

〔唐〕孙思邈 著
焦亮 注

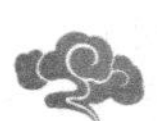

北京联合出版公司
Beijing United Publishing Co.,Ltd.

图书在版编目（CIP）数据

千金方·千金翼方 /（唐）孙思邈著；焦亮注．—北京：北京联合出版公司，2018.10（2022.8 重印）
（中华国学经典精粹）
ISBN 978-7-5596-2570-0

Ⅰ．①千… Ⅱ．①孙… ②焦… Ⅲ．①《千金方》 Ⅳ．① R289.342

中国版本图书馆 CIP 数据核字（2018）第 223876 号

千金方·千金翼方

作　　者：孙思邈
责任编辑：昝亚会　夏应鹏
封面设计：颜　森

北京联合出版公司出版
（北京市西城区德外大街 83 号楼 9 层　100088）
北京华夏墨香文化传媒有限公司发行
三河市东兴印刷有限公司印刷　新华书店经销
字数 130 千字　880 毫米 ×1230 毫米　1/32　5 印张
2018 年 11 月第 1 版　2022 年 8 月第 8 次印刷
ISBN 978-7-5596-2570-0
定价：36.00 元

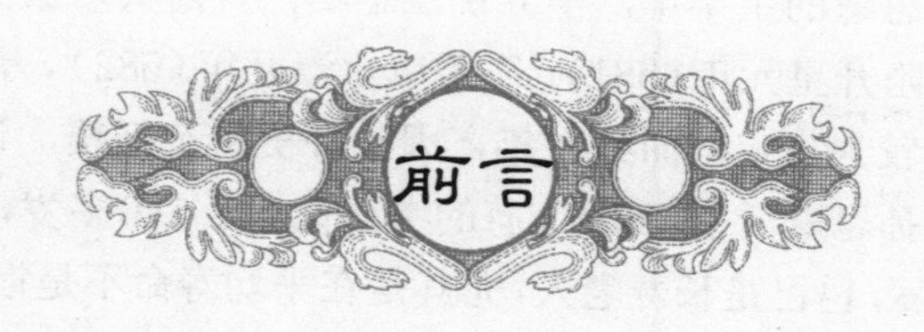

前言

在中国医学史上，药王孙思邈可能是最富有传奇色彩的一位名医了，民间关于他的传说不胜枚举。

话说有一回孙思邈上山采药，被一只老虎拦住去路。他原以为性命不保，不料那猛虎却跪在地上，张开血盆大口，眼神中似有祈求之意。药王见老虎喉咙红肿，便知这虎是想让自己为它治病。孙思邈就在林中找来一根樟木棍，牢牢撑住虎口，然后伸手进老虎咽喉深处一摸——果然，老虎喉咙里插着一根金钗，吐不出，咽不下。他一碰金钗，那老虎疼得泪水直流。药王把金钗拔出来，取下撑虎口的木棍，又摘了些消炎的草药给它吃。从此，这老虎便时常来到药王身边，药王上山采药，老虎为他衔药锄；药王出门诊病，老虎给他当坐骑。

除了医虎，孙思邈还曾医龙，龙王为了感谢他的救命之恩，便将龙宫珍藏的一部《龙宫奇方》送给他。据说，孙思邈把这些奇方收录在他的医学名著《备急千金要方》里了。虽然这些只不过是传说，但历史上却实有孙思邈其人。

据史料记载，孙思邈为唐代京兆华原（今陕西省耀州区）人，他才高德隆，曾受隋唐两代帝王屡次征召，却辞而未仕，因而传为美谈，人称“孙处士”。唐太宗李世民赞孙思邈：“凿开径路，名魁大医。羽翼三圣，调合四时。降龙伏虎，拯衰救危。巍巍堂堂，百代之师。”孙思邈精通孔孟与诸子百家之学，既善言庄老，又兼好释典，因而或以儒学敬之而称鸿儒，或以佛家尊之而称居士，又因其学宗道家，而被奉为真人。更为人熟知的，则是赞颂其医学成就的美称——药王。从这些美称中，我们可以看到孙思邈在人们心目中崇高的形象。

关于孙思邈的生卒年，学界说法不一，目前大多数的认识是：孙思邈生于隋开皇元年（581），卒于唐永淳元年（682），享年101岁。其中，卒年较为肯定，而其生年，因各种史料有抵牾，说法不同。有的考证说孙思邈活了120岁，有的考证说活了140多岁，甚至更多。即使是101岁，也已是长寿老人，尤其是在平均寿命不是很高的唐代。

孙思邈一生著述颇多，其中最重要且影响力最大的就要数《千金要方》和《千金翼方》了。这两部著作被誉为中国古代的医学百科全书，起到了上承汉魏，下接宋元的历史作用。两书问世后，备受世人瞩目，甚至飘洋过海，广为流传。日本在天宝、万治、天明、嘉永及宽政年间，都曾经出版过《千金要方》，其影响可见一斑。

《千金要方》全称《备急千金要方》，简称《千金方》。孙思邈认为“人命至重，有贵千金，一方济之，德逾于此”，故将其著作冠以“千金”二字。《千金方》共三十卷，全书合方、论五千三百首，集方广泛，内容丰富，书中内容既有诊法、证候等医学理论，又有内、外、妇、儿等临床各科；分二百三十二门，已接近现代临床医学的分类方法。既涉及解毒、急救、养生、食疗，又涉及针灸、按摩、导引、吐纳，可谓是对唐代以前中医学发展的一次很好的总结。

《千金翼方》有三十卷，属孙氏晚年作品，系对《千金要方》的全面补充。全书分一百八十九门，合方、论、法二千九百余首，内容涉及本草、妇人、伤寒、小儿、养性、补益、中风、杂病、疮痈、色脉以及针灸等各个方面，尤以治疗伤寒、中风、杂病和疮痈最见疗效。

孙思邈崇尚养生，并身体力行，正由于他通晓养生之术，才能年过百岁而视听不衰。在这两部书中，汇集了大量的养生经验，同时还有女性美容、食疗、补益等，对现代人的健康生活仍具有积极的实用价值，这些内容主要集中在《千金方》的第二十六卷、二十七卷，《千金翼方》的第五卷、十二卷、十三卷、十四卷、十五卷，我们将这些内容提炼出来进行校注，以期对广大养生爱好者有所裨益。

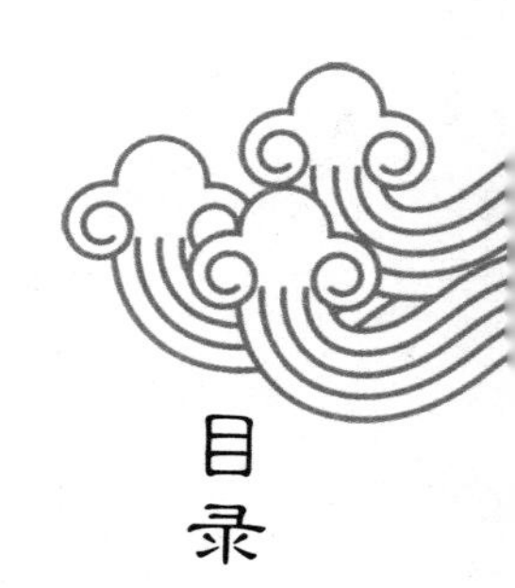

目录

千金方

卷第二十六·食治

卷第二十七·养性

千金翼方

卷第五·妇人一

卷第十二·养性

卷第十三·避谷

卷第十四·退居

卷第十五·补益

千金方

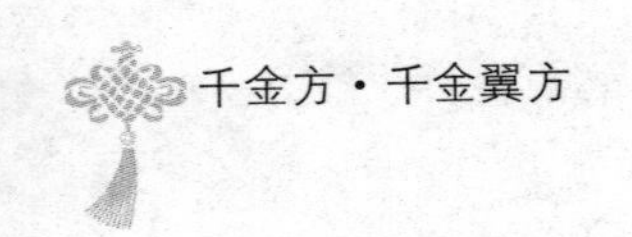

卷第二十六·食治

序论第一

仲景曰：人体平和，惟须好将养，勿妄服药。药势偏有所助，令人脏气不平，易受外患。夫含气[①]之类，未有不资食以存生，而不知食之有成败，百姓日用而不知，水火至近而难识。余慨其如此，聊因笔墨之暇，撰五味损益食治篇，以启童稚。庶勤而行之，有如影响[②]耳。

河东卫汎[③]记曰：扁鹊云：人之所依者，形也；乱于和气者，病也；理于烦毒者，药也；济命扶危者，医也。安身之本，必资于食；救疾之速，必凭于药。不知食宜者，不足以存生也；不明药忌者，不能以除病也。斯之二事，有灵[④]之所要也；若忽而不学，诚可悲夫。是故食能排邪而安脏腑，悦神爽志以资血气。若能用食平疴，释情遣疾者，可谓良工。长年饵老之奇法，极养生之术也。

夫为医者，当须先洞晓病源，知其所犯，以食治之；食疗不愈，然后命药。药性刚烈，犹若御兵；兵之猛暴，岂容妄发？发用乖宜，损伤处众，药之投疾，殃滥亦然。高平王熙[⑤]称食不欲杂，杂则或有所犯；有所犯者，或有所伤；或当时虽无灾苦，积久为人作患，又食啖鲑肴，务令简少，鱼肉、果实，取益人者而食之。凡常饮食，每令节俭，若贪味多餐，临盘大饱，食讫，觉腹中彭亨短气，或致暴疾，仍为霍乱。又夏至以后，迄至秋分，必须慎肥腻、饼臛、酥油之属，此物与酒浆、瓜果理极相妨。夫在身所以多疾者，皆由春夏取冷太过，饮食不节故也。又鱼鲙诸腥冷之物，多损于人，断之益善。乳酪酥等常食之，令人有筋力，胆干[6]，肌体润泽。卒多食之，亦令胪胀泄利，渐渐自已。

【注释】

①含气：有呼吸的，代指有生命的东西。

②影响：如影之随形，响之应声，形容感应迅速。

③卫汛：东汉医家，河东（今山西省夏县北）人，所著《小儿颅囟经》是我国现存最早的儿科专著。

④有灵：有生之灵，指代人类。

⑤王熙：西晋名医，高平（今山东省金乡县西北）人，曾任晋太医令，撰著《脉经》，是我国现存最早的脉学专著。

⑥胆干（gàn）：胆气强盛。

黄帝曰：五味入于口也，各有所走，各有所病。

酸走筋，多食酸令人癃，不知何以然？少俞[1]曰：酸入胃也，其气涩以收也。上走两焦，两焦之气涩不能出入，不出即流于胃中，胃中和温，即下注膀胱，膀胱走胞，胞薄以软，得酸则缩卷，约而不通[2]，水道不利，故癃也。阴者积一作精筋之所终聚也。故酸入胃，走于筋也。

咸走血，多食咸令人渴，何也？答曰：咸入胃也，其气走中焦，注于诸脉，脉者，血之所走也，与咸相得，即血凝，凝则胃中汁泣，汁泣则胃中干渴《甲乙》云：凝则胃中汁注之，注之则胃中竭。渴则咽路焦，焦故舌干喜渴。血脉者，中焦之道也，故咸入胃，走于血。皇甫士安云：肾合三焦，血脉虽属肝心，而为中焦之道，故咸入而走血也。

辛走气，多食辛，令人愠心[3]，何也？答曰：辛入胃也，其气走于上焦，上焦者，受使诸气，而营诸阳者也。姜韭之气，熏至荣卫，荣卫不时受之，却溜于心下，故愠愠痛也。辛者与气俱行，故辛入胃而走气，与气俱出，故气盛也。

苦走骨，多食苦，令人变呕，何也？答曰：苦入胃也，其气燥而涌泄。五谷之气皆不胜苦，苦入下脘，下脘者三焦之道，皆闭则不通，不通故气变呕也。齿者，骨之所终也，故苦入胃而走骨，入而复出，齿必黧疏[4]。皇甫士安云：水火相济，故骨气通于心。

甘走肉，多食甘，令人恶心，何也？答曰：甘入胃也，其气弱劣，不能上进于上焦，而与谷俱留于胃中。甘入则柔缓，柔缓则蛔动，蛔动则令人恶心。其气外通于肉，故甘走肉，则肉多粟起而胝[5]。皇甫士安云：其气外通于皮，故曰甘入走皮矣。皮者肉之盖。皮虽属肺，与肉连体，故甘润肌肉并于皮也。

【注释】

①少俞：传说中的上古名医，黄帝之臣，擅长针灸。

②约而不通：受束缚而郁滞。

③愠心：郁结不舒。

④齿必黧（lí）疏：牙齿必定黄黑而稀疏。

⑤胝（zhī）：手脚掌上的厚皮，俗称老茧。

黄帝问曰：谷之五味所主，可得闻乎？伯高对曰：夫食风者[1]，则有灵而轻举；食气者[2]，则和静而延寿；食谷者，则有智而劳神；食草者，则愚痴而多力；食肉者，则勇猛而多嗔。是以肝木青色，宜酸；心火赤色，宜苦；脾土黄色，宜甘；肺金白色，宜辛；肾水黑色，宜咸。内为五脏，外主五行，色配五方。

五脏所合法：

肝合筋，其荣爪；心合脉，其荣色；脾合肉，其荣唇；肺合皮，其荣毛；肾合骨，其荣发。

五脏不可食忌法：

多食酸则皮槁而毛夭，多食苦则筋急而爪枯，多食甘则骨痛而发落，多食辛则肉胝而唇褰[3]，多食咸则脉凝泣[4]而色变。

五脏所宜食法：

肝病宜食麻、犬肉、李、韭；心病宜食麦、羊肉、杏、薤；脾病宜食稗米、牛肉、枣、葵；肺病宜食黄黍、鸡肉、桃、葱；肾病宜食大豆黄卷、豕肉、栗、藿。《素问》云：肝色青，宜食甘，粳米、牛肉、枣、葵皆甘；心色赤，宜食酸，小豆、犬肉、李、韭皆酸；肺色白，宜食苦，麦、羊肉、杏、薤皆苦；

脾色黄，宜食咸，大豆、豕肉、栗、藿皆咸；肾色黑，宜食辛，黄黍、鸡肉、桃、葱皆辛。

五味动病法：

酸走筋，筋病勿食酸；苦走骨，骨病勿食苦；甘走肉，肉病勿食甘；辛走气，气病勿食辛；咸走血，血病勿食咸。

五味所配法：

米饭甘《素问》云：粳米甘、麻酸《素问》云：小豆酸、大豆咸、麦苦、黄黍辛；枣甘、李酸、栗咸、杏苦、桃辛；牛甘、犬酸、豕咸、羊苦、鸡辛；葵甘、韭酸、藿咸、薤苦、葱辛。

【注释】

①食风者：指鸟类。

②食气者：指乌龟等爬行动物。

③唇褰（qiān）：嘴唇缩紧而口张之状。

④凝泣：凝滞，不通畅。泣，通“涩”。

五脏病五味对治法：

肝苦急，急食甘以缓之；肝欲散，急食辛以散之；用酸泻之，禁当风。心苦缓，急食酸以收之；心欲软，急食咸以软之；用甘泻之，禁温食厚衣。脾苦湿，急食苦以燥之；脾欲缓，急食甘以缓之；用苦泻之，禁温食饱食、湿地濡衣。肺苦气上逆息者，急食苦以泄之；肺欲收，急食酸以收之；用辛泻之，禁无[①]寒饮食寒衣。肾苦燥，急食辛以润之，开腠理，润致津液通气也；肾欲坚，急食苦以结[②]之；用咸泻之，无犯焠埃[③]，无热衣温食。是以毒药攻邪，五谷为养，五肉为益，五果为助，五菜为充。精以食气，气养精以荣色；形以食味，味养形以生力，此之谓也。

神藏有五[④]，五五二十五种；形藏有四[⑤]，四方、四时、四季、四肢，共为五九四十五。以此辅神，可长生久视也。精顺五气以为灵也，若食气相恶，则伤精也；形受味以成也，若食味不调，则损形也。是以圣人先用食禁以存性，后制药以防命也。故形不足者温之以气，精不足者补之以味，气味温补以存形精。

岐伯云：阳为气，阴为味；味归形，形归气；气归精，精归化；精食气，形食味；化生精，气生形；味伤形，气伤精；精化为气，气伤于味。阴味出下窍，阳气出上窍。味厚者为阴，味薄者为阴之阳；气厚者为阳，气薄者为阳之阴。味厚则泄，薄则通流；气薄则发泄，厚则秘塞《素问》作发热。壮火之气衰[⑥]，少火之气壮；壮火食气，气食少火。壮火散气，少火生气。味辛甘发散为阳，酸苦涌泄为阴。阴胜则阳病，阳胜则阴病；阴阳调和，人则平安。春七十二日省酸增甘以养脾气；夏七十二日省苦增辛以养肺气；秋七十二日省辛增酸以养肝气；冬七十二日省咸增苦以养心气；季月各十八日省甘增咸以养肾气。

【注释】

①无：据《素问·藏气法时论篇》，此字当删。

②结：据《素问·藏气法时论篇》，此字当为“坚”。

③焠（cuì）焫：烧灼。

④神藏有五：谓心、肝、脾、肺、肾五脏，五脏皆能藏神，故称“神藏”。

⑤形藏有四：指胃、小肠、大肠、膀胱四腑，此乃传导有形之物的脏器。

⑥壮火之气衰：药食之中气味厚重的常致使正气衰弱。

果实第二　二十九条

槟榔：味辛，温，涩，无毒。消谷逐水，除淡澼；杀三虫，去伏尸[①]，治寸白。

豆蔻：味辛，温，涩，无毒。温中，主心腹痛；止吐呕；去口气臭。

蒲桃[②]：味甘、辛，平，无毒。主筋骨湿痹；益气，倍力，强志，令人肥健，耐饥，忍风寒；久食轻身不老，延年。治肠间水，调中。可作酒，常饮益人。逐水，利小便。

覆盆子：味甘、辛，平，无毒。益气轻身，令发不白。

大枣：味甘、辛，热，滑，无毒。主心腹邪气，安中养脾气，助十二经，平胃气；通九窍；补少气、津液、身中不足，大惊、四肢重；可和百药，补中益气，强志；除烦闷，心下悬；治肠澼；久服轻身，长年不饥，神仙。

生枣：味甘、辛。多食令人热渴气胀。若寒热羸瘦者，弥不可食，伤人。

藕实：味苦、甘，寒，无毒。食之令人心欢。止渴去热，补中养神，益气力，除百病。久服轻身耐老，不饥延年。一名水芝。生根寒，止热渴，破留血。

鸡头实[③]：味甘，平，无毒。主湿痹，腰脊膝痛；补中，除暴疾，益精气，强志意，耳目聪明；久服轻身，不饥，耐老，神仙。

芰实[④]：味甘、辛，平，无毒。安中，补五脏，不饥，轻身。一名菱。黄帝云：七月勿食生菱芰，作蛲虫。

栗子：味咸，温，无毒。益气，厚肠胃，补肾气，令人耐饥。生食之，甚治腰脚不遂。

樱桃：味甘，平，涩。调中益气，可多食，令人好颜色，美志性。

橘柚：味辛，温，无毒。主胸中瘕满逆气，利水谷，下气，止呕咳，除膀胱留热停水，破五淋，利小便，治脾不能消谷，却胸中吐逆霍乱，止泻利，去寸白，久服去口臭，下气通神，轻身长年。一名橘皮，陈久者良。

津符子[⑤]：味苦，平，滑。多食令人口爽[⑥]，不知五味。

梅实：味酸，平，涩，无毒。下气除热烦满，安心；止肢体痛、偏枯不仁、死肌；去青黑痣、恶疾；止下利、好唾口干；利筋脉。多食坏人齿。

柿：味甘，寒，涩，无毒。通鼻耳气，主肠澼不足及火疮、金疮；止痛。

木瓜实：味酸、咸，温，涩，无毒。主湿痹气，霍乱大吐下后脚转筋不止。其生树皮无毒，亦可煮用。

榧实：味甘，平，涩，无毒。主五痔，去三虫，杀蛊毒、鬼疰、恶毒。

甘蔗：味甘，平，涩，无毒。下气和中，补脾气，利大肠，止渴去烦，解酒毒。

软枣[7]：味苦，冷，涩，无毒。多食动宿病，益冷气，发咳嗽。

芋：味辛，平，滑，有毒。宽肠胃，充肌肤，滑中。一名土芝，不可多食，动宿冷。

乌芋：味苦、甘，微寒，滑，无毒。主消渴瘅热；益气。一名藉姑，一名水萍。三月采。

杏核仁：味甘、苦，温，冷而利，有毒。主咳逆上气，肠中雷鸣，喉痹；下气；产乳金疮，寒心奔豚，惊痫，心下烦热；风气去来。时行头痛，解肌，消心下急；杀狗毒。五月采之。其一核两仁者害人，宜去之。杏实尚生，味极酸，其中核犹未硬者，采之曝干食之，甚止渴，去冷热毒。扁鹊云：杏仁不可久服，令人目盲，眉发落，动一切宿病。

桃核仁：味苦、甘、辛，平，无毒。破瘀血，血闭瘕，邪气，杀小虫，治咳逆上气，消心下硬，除卒暴声血，破癥瘕，通月水，止心痛。七月采。凡一切果核中有两仁者并害人，不在用。其实味酸，无毒，多食令人有热。黄帝云：饱食桃入水浴，成淋病。

李核仁：味苦，平，无毒。主僵仆跻[8]，瘀血骨痛。实：味苦、酸，微温，涩，无毒。除固热，调中，宜心，不可多食，令人虚。黄帝云：李子不可和白蜜食，蚀人五内。

梨：味甘、微酸，寒，涩，有毒。除客热气，止心烦。不可多食，令人寒中。金疮、产妇勿食，令人萎困、寒中。

林檎：味酸、苦，平，涩，无毒。止渴、好唾。不可多食，令人百脉弱。

柰子：味酸、苦，寒，涩，无毒。耐饥，益心气。不可多食，令人胪胀。久病人食之，病尤甚。

安石榴：味甘、酸，涩，无毒。止咽燥渴。不可多食，损人肺。

枇杷叶：味苦，平，无毒。主啘不止，下气。正尔[9]削取生树皮嚼之，少少咽汁，亦可煮汁冷服之，大佳。

胡桃：味甘，冷，滑，无毒。不可多食，动痰饮，令人恶心，吐水，吐食。

【注释】

①伏尸：中医病证名，发病时心腹刺痛、胀满喘急。

②蒲桃：即葡萄。

③鸡头实：即芡实。

④芰实：即菱角。

⑤津符子：孙真人本作“津荷子”，不知为何果。

⑥口爽：谓口味伤坏。

⑦软枣：即君迁子，其果似枣而比枣软，似柿而比柿小。

⑧跻（jī）：坠落。

⑨正尔：直接，不加工的。

菜蔬第三　五十八条

枸杞叶：味苦，平，涩，无毒。补虚羸，益精髓。谚云：去家千里勿食萝摩、枸杞。此则言强阳道、资阴气速疾也。

萝摩：味甘，平。一名苦丸。无毒。其叶厚大，作藤，生摘之，有白汁出。人家多种，亦可生啖，亦可蒸煮食之。补益与枸杞叶同。

瓜子：味甘，平，寒，无毒。令人光泽，好颜色，益气，不饥，久服轻身耐老；又除胸满心不乐；久食寒中。可作面脂。一名水芝，一名白瓜子，即冬瓜仁也。八月采。

白冬瓜：味甘，微寒，无毒。除少腹水胀，利小便，止消渴。

凡瓜[1]：味甘，寒，滑，无毒。去渴，多食令阴下痒湿生疮，发黄疸。黄帝云：九月勿食被霜瓜，向冬[2]发寒热及温病。初食时即令人欲吐也，食竟，心内作停水，不能自消，或为反胃。凡瓜入水沉者，食之得冷病，终身不瘥。

越瓜：味甘，平，无毒。不可多食，益肠胃。

胡瓜[3]：味甘，寒，有毒。不可多食，动寒热，多疟病，积瘀血热。

早青瓜：味甘，寒，无毒。食之去热烦。不可久食，令人多忘。

冬葵子：味甘，寒，无毒。主五脏六腑寒热羸瘦，破五淋，利小便；妇人乳难，血闭。久服坚骨，长肌肉，轻身延年。十二月采。叶：甘，寒，滑，无毒。宜脾，久食利胃气。其心伤人，百药忌食心，心有毒。黄帝云：霜葵陈者生食之，动五种流饮，饮盛则吐水。凡葵菜和鲤鱼鲊食之害人。四季之月土王时，勿食生葵菜，令人饮食不化，发宿病。

苋菜实：味甘，寒，涩，无毒。主青盲，白翳，明目；除邪气；利大小便，去寒热，杀蛔虫。久服益气力，不饥，轻身。一名马苋，一名莫实，即马齿苋菜也。治反花疮[④]。

小苋菜：味甘，大寒，滑，无毒。可久食，益气力，除热。不可共鳖肉食，成鳖瘕；蕨菜亦成鳖瘕。

邪蒿：味辛，温，涩，无毒。主胸膈中臭恶气，利肠胃。

苦菜：味苦，大寒，滑，无毒。主五脏邪气，厌谷胃痹，肠澼；大渴热中；暴疾；恶疮。久食安心益气，聪察少卧，轻身耐老，耐饥寒。一名荼草，一名选，一名游冬。冬不死。四月上旬采。

荠菜：味甘，温，涩，无毒。利肝气，和中，杀诸毒。其子主明目、目痛、泪出；其根主目涩痛。

芜菁及芦菔菜：味苦，冷，涩，无毒。利五脏，轻身益气，宜久食。芜菁子：明目，九蒸曝，疗黄疸，利小便，久服神仙。根：主消风热毒肿。不可多食，令人气胀。

菘菜：味甘，温，涩，无毒。久食通利肠胃，除胸中烦，解消渴。本是蔓菁也，种之江南即化为菘，亦如枳橘，所生土地随变。

芥菜：味辛，温，无毒。归鼻，除肾邪；大破咳逆，下气；利九窍，明耳目，安中；久食温中，又云寒中。其子：味辛，辛亦归鼻，有毒。主喉痹，去一切风毒肿。黄帝云：芥菜不可共兔肉食，成恶邪病。

苜宿：味苦，平，涩，无毒。安中，利人四体，可久食。

荏子：味辛，温，无毒。主咳逆，下气，温中，补髓。其叶：主调中，去臭气。九月采，阴干用之。油亦可作油衣。

蓼实：味辛，温，无毒。明目，温中，解肌，耐风寒；下水气，面目浮肿，却痈疽。其叶：辛，归舌。治大小肠邪气；利中，益志。黄帝云：蓼食过多有毒，发心痛。和生鱼食之，令人脱气，阴核疼痛求死。妇人月事来，不用食蓼及蒜，喜为血淋、带下。二月勿食蓼，伤人肾。扁鹊云：蓼，久食令人寒热，损骨髓，杀丈夫阴气，少精。

葱实：味辛，温，无毒。宜肺。辛归头，明目，补中不足。其茎白：平，滑，可作汤。主伤寒寒热，骨肉碎痛，能出汗；治中风，面目浮肿，喉痹不通。安胎。杀桂。其青叶：温，辛，归目。除肝中邪气，安中，利五脏；益目精；发黄疸，杀百药毒。其根须：平。主伤寒头痛。葱中涕及生葱汁：平，滑。止尿血，解藜芦及桂毒。黄帝云：食生葱即啖蜜，变作下利；食烧葱并啖蜜，拥气而死。正月不得食生葱，令人面上起游风。

格葱⑤：味辛，微温，无毒。除瘴气恶毒。久食益胆气，强志。其子：主泄精。

薤：味苦、辛，温，滑，无毒。宜心，辛归骨。主金疮疮败，能生肌肉。轻身不饥，耐老。菜芝也。除寒热，去水气，温中，散结气；利产妇病人。诸疮中风寒水肿，生捣敷之。鲠骨在咽不下者，食之则去。黄帝云：薤不可共牛肉作羹食之，成瘕疾。韭亦然。十月、十一月、十二月，勿食生薤，令人多涕唾。

韭：味辛、酸，温，涩，无毒。辛归心，宜肝。可久食，安五脏，除胃中热。不利病人，其心腹有痼冷者，食之必加剧。其子：主梦泄精，尿色白。根：煮汁以养发。黄帝云：霜韭冻不可生食，动宿饮，饮盛必吐水。五月勿食韭，损人滋味，令人乏气力。二月、三月宜食韭，大益人心。

白蘘荷：味辛，微温，涩，无毒。主中蛊及疟病。捣汁服二合，日二。生根：主诸疮。

菾菜：味甘、苦，大寒，无毒。主时行壮热，解风热恶毒。

紫苏：味辛，微温，无毒。下气，除寒中，其子尤善。

鸡苏：味辛，微温，涩，无毒。主吐血，下气。一名水苏。

罗勒：味苦、辛，温，平，涩，无毒。消停水，散毒气。不可久食，涩荣卫诸气。

芜荑：味辛，平，热，滑，无毒。主五内邪气，散皮肤骨节中淫淫温行毒，去三虫，能化宿食不消，逐寸白，散腹中温温喘息。一名无姑，一名蔵蓎[6]。盛器物中甚辟水蛭，其气甚臭，此即山榆子作之。

凡榆叶：味甘，平，滑，无毒。主小儿痫，小便不利，伤暑热困闷，煮汁冷服。生榆白皮：味甘，冷，无毒。利小便，破五淋。花：主小儿头疮。

胡荽子：味酸，平，无毒。消谷，能复食味。叶不可久食，令人多忘。华佗云：胡荽菜，患胡臭人，患口气臭、䘌齿[7]人食之加剧；腹内患邪气者，弥不得食，食之发宿病，金疮尤忌。

海藻：咸，寒，滑，无毒。主瘿瘤结气，散颈下硬核痛者，肠内上下雷鸣，下十二水肿，利小便，起男子阴气。

昆布：味咸，寒，滑，无毒。下十二水肿，瘿瘤结气，瘘疮，破积聚。

茼蒿：味辛，平，无毒。安心气，养脾胃，消痰饮。

白蒿：味苦、辛，平，无毒。养五脏，补中益气，长毛发。久食不死，白兔食之仙。

吴葵：一名蜀葵。味甘，微寒，滑，无毒。花：定心气。叶：除客热，利肠胃。不可久食，钝人志性。若食之，被狗啮者，疮永不瘥。

藿：味咸，寒，涩，无毒。宜肾，主大小便数，去烦热。

香菜[8]：味辛，微温。主霍乱、腹痛、吐下，散水肿、烦心，去热。

甜瓠：味甘，平，滑，无毒。主消渴、恶疮，鼻、口中肉烂痛。其叶：味甘，平，主耐饥。扁鹊云：患脚气虚胀者，不得食之，其患永不除。

莼：味甘，寒，滑，无毒。主消渴热痹。多食动痔病。

落葵：味酸，寒，无毒。滑中、散热实，悦泽人面。一名天葵，一名蘩露。

蘩蒌：味酸，平，无毒。主积年恶疮、痔不愈者。五月五日日中采之，即名滋草，一名鸡肠草，干之烧作焦灰用。扁鹊云：丈夫患恶疮，阴头及茎作疮脓烂，疼痛不可堪忍，久不瘥者，以灰一分，蚯蚓新出屎泥二分，以少水和研，缓如煎饼面，以泥疮上，干则易之。禁酒、面、五辛并热食等。黄帝云：蘩蒌合鳝鲊食之，发消渴病，令人多忘。别有一种近水渠中温湿处，冬生，其状类胡荽，亦名鸡肠菜，可以疗痔病，一名天胡荽。

蕺：味辛，微温，有小毒。主蠼螋尿疮。多食令人气喘，不利人脚，多食脚痛。

葫[9]：味辛，温，有毒。辛归五脏，散痈疽，治䘌疮，除风邪，杀蛊毒气，独子者最良。黄帝云：生葫合青鱼鲊食之，令人腹内生疮，肠中肿，又成疝瘕。多食生葫行房，伤肝气，令人面无色。四月八月勿食葫，伤人神，损胆气，令人喘悸，胁肋气急，口味多爽。

小蒜：味辛，温，无毒。辛归脾、肾。主霍乱，腹中不安，消谷，理胃气，温中，除邪痹毒气，五月五日采，曝干。叶：主心烦痛，解诸毒，小儿丹疹。不可久食，损人心力。黄帝云：食小蒜啖生鱼，令人夺气，阴核疼求死。三月勿食小蒜，伤人志性。

茗叶：味苦、咸、酸，冷，无毒。可久食，令人有力，悦志，微动气。黄帝云：不可共韭食，令人身重。

蕃荷叶[10]：味苦、辛，温，无毒。可久食，却肾气，令人口气香洁，主辟邪毒，除劳弊。形瘦疲倦者不可久食，动消渴病。

苍耳子：味苦、甘，温。叶：味苦、辛，微寒，涩，有小毒。

主风头寒痛风湿痹，四肢拘急挛痛；去恶肉死肌、膝痛、溪毒。久服益气，耳目聪明，强志轻身。一名胡葈，一名地葵，一名葹，一名常思。蜀人名羊负来，秦名苍耳，魏人名只刺。黄帝云：戴甲苍耳，不可共猪肉食，害人。食甜粥，复以苍耳甲下之，成走注[11]，又患两胁。立秋后忌食之。

食茱萸：味辛、苦，大温，无毒。九月采，停陈久者良。其子闭口者有毒，不任用。止痛下气，除咳逆，去五脏中寒冷，温中，诸冷实不消。其生白皮：主中恶、腹痛，止齿疼。其根细者：去三虫，寸白。黄帝云：六月、七月勿食茱萸，伤神气，令人起伏气。咽喉不通彻，贼风中人，口僻不能语者，取茱萸一升，去黑子及合口者，好豉三升，二物以清酒和煮四五沸，取汁冷，服半升，日三，得小汗瘥。虿螫人，嚼茱萸封上止。

蜀椒：味辛，大热，有毒。主邪气，温中下气，留饮宿食；能使痛者痒，痒者痛。久食令人乏气，失明。主咳逆；逐皮肤中寒冷；去死肌、湿痹痛、心下冷气；除五脏六腑寒，百骨节中积冷，温疟，大风汗自出者；止下利，散风邪。合口者害人，其中黑子有小毒，下水。仲景云：熬用之。黄帝云：十月勿食椒，损人心，伤血脉。

干姜：味辛，热，无毒。主胸中满，咳逆上气，温中；止漏血、出汗；逐风湿痹、肠澼下利、寒冷腹痛、中恶、霍乱、胀满、风邪诸毒、皮肤间结气；止唾血。生者尤良。

生姜：味辛，微温，无毒。辛归五脏，主伤寒头痛，去痰下气，通汗，除鼻中塞，咳逆上气，止呕吐，去胸膈上臭气，通神明。黄帝云：八月、九月勿食姜，伤人神，损寿。胡居士云：姜杀腹内长虫，久服令人少志、少智，伤心性。

堇葵：味苦，平，无毒。久服除人心烦急，动痰冷，身重，多懈惰。

芸薹：味辛，寒，无毒。主腰脚痹。若旧患腰脚痛者，不可食，必加剧。又治油肿丹毒。益胡臭，解禁咒之辈。出《五明经》。

其子：主梦中泄精，与鬼交者。胡居士云：世人呼为寒菜，甚辣。胡臭人食之，病加剧。陇西氐羌[12]中多种食之。

竹笋：味甘，微寒，无毒。主消渴，利水道，益气力，可久食，患冷人食之心痛。

野苣[13]：味苦，平，无毒。久服轻身少睡。黄帝云：不可共蜜食之，作痔。白苣：味苦，平，无毒。益筋力。黄帝云：不可共酪食，必作虫。

茴香菜：味苦、辛，微寒，涩，无毒。主霍乱，辟热除口气。臭肉和水煮，下少许，即无臭气。故曰茴香。酱臭末中亦香。其子：主蛇咬疮久不瘥，捣敷之。又治九种瘘。

蕈菜：味苦，寒，无毒。主小儿火丹诸毒肿，去暴热。

蓝菜[14]：味甘，平，无毒。久食大益肾，填髓脑，利五脏，调六腑。胡居士云：河东陇西羌胡多种食之，汉地鲜有。其叶长大厚，煮食甘美。经冬不死，春亦有英，其花黄，生角结子。子：甚治人多睡。

扁竹叶：味苦，平，涩，无毒。主浸淫、疥瘙、疽痔，杀三虫，女人阴蚀。扁鹊云：煮汁与小儿冷服，治蛔虫。

蔪菜：味苦、酸，冷，涩，无毒。益筋力，去伏热。治五种黄病[15]。生捣绞汁冷服一升，日二。黄帝云：五月五日勿食一切菜，发百病。凡一切菜，熟煮热食。时病瘥后，食一切肉并蒜，食竟行房，病发必死；时病瘥后未健，食生青菜者，手足必青肿；时病瘥未健，食青菜竟行房，病更发必死。十月勿食被霜菜，令人面上无光泽，目涩痛，又疟发心痛，腰疼或致心疟，发时手足十指爪皆青，困痿。

【注释】

①凡瓜：孙真人本作“凡冬瓜”。

②向冬：临近冬天。

③胡瓜：即黄瓜。

④反花疮：中医病证名，因风热毒邪搏结而致，症见初起状如饭粒，

渐大有根，溃破有脓血出，恶肉反出如花状，故名。

⑤格葱：当为"茖葱"，即山葱、野葱。

⑥蕨蔏（diàn táng）：即大果榆。榆科，落叶乔木或灌木状，幼果可食，种子可以驱除蛔虫。

⑦䘌（nì）齿：一种齿龈宣露坏烂的病证。

⑧香菜：即香薷。

⑨葫：即大蒜。

⑩蕃荷叶：即薄荷叶。

⑪走注：即行痹。

⑫氐（dī）羌：古代少数民族，主要分布在我国的西北部。

⑬野苣：即苦苣，菊科植物兔仔菜的全草。

⑭蓝菜：即甘蓝，又名卷心菜。

⑮五种黄病：即黄汗、黄疸、谷疸、酒疸、女劳疸。

谷米第四　二十七条

薏苡仁：味甘，温，无毒。主筋拘挛，不可屈伸，久风湿痹下气。久服轻身益力。其生根下三虫。名医云：薏苡仁除筋骨中邪气不仁，利肠胃，消水肿，令人能食。一名藾，一名感米，蜀人多种食之。

胡麻：味甘，平，无毒。主伤中虚羸，补五内，益气力，长肌肉，填髓脑，坚筋骨，疗金疮，止痛；及伤寒温疟、大吐下后虚热困乏。久服轻身不老，明耳目，耐寒暑，延年。作油微寒，主利大肠，产妇胞衣不落。生者摩疮肿，生秃发，去头面游风。一名巨胜，一名狗虱，一名方茎，一名鸿藏。叶名青蘘，主伤暑热；花主生秃发，七月采最上标头[①]者，阴干用之。

白麻子：味甘，平，无毒。宜肝，补中益气，肥健不老。治中风汗出，逐水利小便，破积血风毒肿，复血脉，产后乳余疾。能长发，可为沐药。久服神仙。

饴：味甘，微温，无毒。补虚冷，益气力，止肠鸣咽痛，除唾血，却卒嗽。

大豆黄卷：味甘，平，无毒。主久风湿痹筋挛膝痛；除五脏、胃气结积，益气，止毒；去黑痣、面皯，润泽皮毛。宜肾。生大豆：味甘，平，冷，无毒。生捣，淳醋和涂之，治一切毒肿，并止痛。煮汁冷服之，杀鬼毒，逐水胀，除胃中热，却风痹、伤中、淋露，下瘀血，散五脏结积内寒，杀乌头三建，解百药毒；不可久服，令人身重。其熬屑：味甘，温，平，无毒。主胃中热，去身肿，除痹，消谷，止腹胀。九月采。黄帝云：服大豆屑忌食猪肉。炒豆不得与一岁以上、十岁以下小儿食，食竟啖猪肉，必拥气死。

赤小豆：味甘、咸，平，冷，无毒。下水肿，排脓血。一名赤豆。不可久服，令人枯燥。

青小豆：味甘、咸，温，平，涩，无毒。主寒热，热中，消渴；止泻利，利小便，除吐逆、卒澼下、腹胀满。一名麻累，一名胡豆。黄帝云：青小豆合鲤鱼鲊食之，令人肝至，五年成干痟病。

大豆豉：味苦、甘，寒，涩，无毒。主伤寒头痛，寒热，辟瘴气恶毒，烦躁满闷，虚劳喘吸，两脚疼冷，杀六畜胎子诸毒。

大麦：味咸，微寒，滑，无毒。宜心，主消渴，除热。久食令人多力，健行。作蘖[2]，温，消食和中。热末令赤黑，捣作麨，止泻利；和清醋浆服之，日三夜一服。

小麦：味甘，微寒，无毒。养肝气，去客热，止烦渴咽燥，利小便，止漏血唾血；令女人孕必得。易作曲，六月作者温，无毒，主小儿痫；食不消，下五痔虫，平胃气，消谷，止利；作面：温，无毒，不能消热止烦。不可多食，长宿澼，加客气，难治。

青粱米：味甘，微寒，无毒，主胃痹，热中；除消渴，止泻利，利小便；益气力，补中，轻身，长年。

黄粱米：味甘，平，无毒。益气和中，止泻利。人呼为竹根米。又却当风卧湿寒中者。

白粱米：味甘，微寒，无毒。除热，益气。

粟米：味咸，微寒，无毒。养肾气，去骨痹、热中，益气。

陈粟米：味苦，寒，无毒。主胃中热，消渴，利小便。

丹黍米：味苦，微温，无毒。主咳逆上气，霍乱，止泄利，除热，去烦渴。

白黍米：味甘、辛，温，无毒。宜肺，补中，益气。不可久食，多热，令人烦。黄帝云：五种黍米，合葵食之，令人成痼疾。又以脯腊著五种黍米中藏储食之。云令人闭气。

陈廪米[③]：味咸、酸，微寒，无毒。除烦热，下气调胃，止泄利。黄帝云：久藏脯腊[④]安米中，满三月，人不知，食之害人。

蘗米[⑤]：味苦，微温，无毒。主寒中，下气，除热。

秫米：味甘，微寒，无毒。主寒热，利大肠，治漆疮。

酒：味苦、甘、辛，大热，有毒。行药势，杀百邪、恶气。黄帝云：暴下后饮酒者，膈上变为伏热；食生菜饮酒，莫炙腹，令人肠结。扁鹊云：久饮酒者，腐肠烂胃，溃髓蒸筋，伤神损寿；醉当风卧，以扇自扇，成恶风；醉以冷水洗浴，成疼痹；大醉汗出，当以粉粉身，令其自干，发成风痹。常日未没食讫，即莫饮酒，终身不干呕；饱食讫，多饮水及酒，成痞僻。

扁豆：味甘，微温，无毒。和中下气。其叶：平，主霍乱，吐下不止。

稷米：味甘，平，无毒。益气安中，补虚和胃，宜脾。

粳米：味辛、苦，平，无毒。主心烦，断下利，平胃气，长肌肉，温中。又云生者冷，燔[⑥]者热。

糯米：味苦，温，无毒。温中，令人能食，多热，大便硬。

醋：味酸，温，涩，无毒。消痈肿，散水气，杀邪毒，血运。扁鹊云：多食醋，损人骨。能理诸药，消毒。

乔麦：味酸，微寒，无毒。食之难消，动大热风。其叶生食动刺风，令人身痒。黄帝云：作面和猪、羊肉热食之，不过八九顿，作热风，令人眉须落，又还生，仍希少。泾邠[⑦]以北，

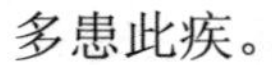

多患此疾。

盐：味咸，温，无毒。杀鬼蛊、邪注、毒气、下部䘌疮；伤寒寒热；能吐胸中痰澼，止心腹卒痛；坚肌骨。不可多食，伤肺喜咳，令人色肤黑，损筋力。扁鹊云：盐能除一切大风疾痛者，炒熨之。黄帝云：食甜粥竟，食盐即吐，或成霍乱。

【注释】

①标头：最高的末梢处。

②糵（niè）：生芽的米，这里指麦芽。

③陈廪米：储存积年的粳米。

④脯腊：干肉。

⑤糵米：即谷芽。

⑥燔：炙烤。

⑦泾邠（bīn）：唐代北方二州名。泾州在今甘肃省泾川县，邠州在今陕西省彬县。

鸟兽第五　四十条

人乳汁：味甘，平，无毒。补五脏，令人肥白悦泽。

马乳汁：味辛，温，无毒。止渴。

牛乳汁：味甘，微寒，无毒。补虚羸，止渴。入生姜、葱白，止小儿吐乳。补劳。

羊乳汁：味甘，微温，无毒。补寒冷、虚乏、少血色。令人热中。

驴乳：味酸，寒，一云大寒，无毒。主大热，黄疸，止渴。

母猪乳汁：平，无毒。主小儿惊痫，以饮之神妙。

马牛羊酪：味甘、酸，微寒，无毒。补肺脏，利大肠。黄帝云：食甜酪竟，即食大醋者，变作血瘕及尿血。华佗云：马牛羊酪，蚰蜒入耳者，灌之即出。

沙牛及白羊酥：味甘，微寒，无毒。除胸中客气，利大小肠，治口疮。

牦牛酥：味甘，平，无毒。去诸风湿痹，除热，利大便，去宿食。

醍醐[1]：味甘，平，无毒。补虚，去诸风痹，百炼乃佳。甚去月蚀疮。添髓，补中，填骨，久服增年。

熊肉：味甘，微寒、微温，无毒。主风痹不仁，筋急五缓。若腹中有积聚，寒热羸瘦者，食熊肉，病永不除。其脂味甘、微寒，治法与肉同。又去头疡、白秃、面皯䵟，食饮呕吐。久服强志不饥，轻身长年。黄帝云：一切诸肉，煮不熟，生不敛[2]者，食之成瘕。熊及猪二种脂，不可作灯，其烟气入人目，失明，不能远视。

羖羊角：味酸、苦，温，微寒，无毒。主青盲，明目；杀疥虫；止寒泄、心畏惊悸。除百节中结气及风伤蛊毒、吐血；妇人产后余痛。烧之杀鬼魅，辟虎狼。久服安心益气，轻身。勿令中湿有毒。髓：味甘，温，无毒。主男子女人伤中，阴阳气不足，却风热，止毒，利血脉，益经气。以酒和服之，亦可久服，不损人。

青羊：胆汁：冷，无毒。主诸疮，能生人身脉；治青盲，明目。肺：平，补肺治嗽；止渴，多小便；伤中，止虚，补不足；去风邪。肝：补肝明目。心：主忧恚，膈中逆气。肾：补肾气虚弱，益精髓。头骨：主小儿惊痫，煮以浴之。蹄肉：平，主丈夫五劳七伤。肉：味苦、甘，大热，无毒。主暖中止痛，字乳余疾[3]，及头脑中大风，汗自出，虚劳寒冷，能补中益气力，安心止惊；利产妇，不利时患人。头肉：平。主风眩瘦疾；小儿惊痫；丈夫五劳七伤。其骨：热。主虚劳寒中羸瘦，其宿有热者，不可食。生脂：止下利脱肛，去风毒；妇人产后腹中绞痛。肚：主胃反；治虚羸小便数；止虚汗。黄帝云：羊肉共醋食之伤人心，亦不可共生鱼、酪和食之，害人。凡一切羊蹄甲中有珠子白者，名羊悬筋，食之令人癫，白羊黑头，食其脑，作肠痈。羊肚共饭饮常食，久久成反胃，作噎病。甜粥共肚食之，令人多唾，喜吐清水。羊脑、猪脑：男子食之损精气，少子。若欲食者，研之如粉，和醋食之，初不如不食佳。青羊肝和小豆食之，令人目少明。一切羊肝生共椒食之，破人五脏，伤心，最损小儿。弥忌水中柳木及白杨木，不得铜器中煮羖羊肉，食之，丈夫损阳，女子绝阴。暴下后不可食羊肉髓及骨汁，成烦热难解，还动利。凡六畜五脏，著草自动摇，及得咸醋不变色，又堕地不汙，又与犬犬不食者，皆有毒，杀人。六月勿食羊肉，伤人神气。

沙牛：髓：味甘，温，无毒。安五脏，平胃气，通十二经脉，理三焦约，温骨髓，补中，续绝伤，益气力；止泄利，去消渴，皆以清酒和暖服之。肝：明目。胆：可丸百药，味苦，大寒，无毒，除心腹热渴，止下利，去口焦燥，益目精。心：主虚忘。肾：去湿痹，补肾气，益精。齿：主小儿牛痫。肉：味甘，平，无毒，主消渴，止唾涎出，安中，益气力，养脾胃气。不可常食，发宿病。自死者不任食。喉咙：主小儿啤。

黄犍[④]、沙牛、黑牯牛尿：味苦、辛，微温，平，无毒。主水肿腹脚俱满者，利小便。黄帝云：乌牛自死北首者，食其肉害人。一切牛盛热时卒死者，总不堪食，食之作肠痈。患甲蹄牛，食其蹄中拒筋，令人作肉刺。独肝牛肉，食之杀人，牛食蛇者独肝。患疥牛、马肉食，令人身体痒。牛肉共猪肉食之，必作寸白虫。直尔黍米、白酒、生牛肉共食，亦作寸白，大忌。人下利者，食自死牛肉必剧。一切牛、马乳汁及酪，共生鱼食之，成鱼瘕。六畜脾，人一生莫食。十二月勿食牛肉，伤人神气。

马：心：主喜忘。肺：主寒热茎痿。肉：味辛、苦，平，冷，无毒。主伤中，除热，下气，长筋，强腰脊，壮健强志，利意，轻身，不饥。黄帝云：白马自死，食其肉害人。白马玄头，食其脑令人癫。白马鞍下乌色彻肉里者，食之伤人五脏。下利者，食马肉必加剧。白马青蹄，肉不可食。一切马汗气及毛不可入食中，害人。诸食马肉心烦闷者，饮以美酒则解，白酒则剧。五月勿食马肉，伤人神气。野马阴茎：味酸、咸，温，无毒。主男子阴痿缩，少精。肉：辛，平，无毒。主人马痫，筋脉不能自收，周痹，肌不仁。病死者不任用。

驴肉：味酸，平，无毒。主风狂，愁忧不乐，能安心气。病死者不任用。其头烧却毛，煮取汁以浸曲酿酒，甚治大风动摇不休者。皮胶亦治大风。

狗阴茎：味酸，平，无毒。主伤中，丈夫阴痿不起。狗脑：主头风痹，下部䘌疮，疮中息肉。肉：味酸、咸，温，无毒。宜肾，安五脏，补绝伤劳损，久病大虚者，服之轻身，益气力。黄帝云：白犬合海鲉食之，必得恶病。白犬自死不出舌者，食之害人。犬春月多狂，若鼻赤起而燥者，此欲狂。其肉不任食。九月勿食犬肉，伤人神气。

豚卵：味甘，温，无毒。除阴茎中痛，惊痫，鬼气，蛊毒；除寒热、奔豚、五癃、邪气挛缩。一名豚颠。阴干，勿令败。豚肉：味辛，平，有小毒。不可久食，令人遍体筋肉碎痛，乏气。大猪后脚悬蹄甲：无毒。主五痔，伏热在腹中，肠痈内蚀，取酒浸半日，炙焦用之。大猪四蹄：小寒，无毒。主伤挞诸败疮。母猪蹄：寒，无毒。煮汁服之，下乳汁，甚解石药毒。大猪头肉：平，无毒。补虚乏气力，去惊痫、鬼毒、寒热、五癃。脑：主风眩。心：平，无毒。主惊邪、忧恚、虚悸、气逆；妇人产后中风，聚血气惊恐。肾：平，无毒。除冷利，理肾气，通膀胱。肝：味苦，平，无毒。主明目。猪喙：微寒，无毒。主冻疮痛痒。肚：微寒，无毒。补中益气，止渴，断暴利虚弱。肠：微寒，无毒。主消渴、小便数，补下焦虚竭。其肉间脂肪：平，无毒。主煎诸膏药，破冷结，散宿血，解斑蝥、元青毒。猪洞肠[⑤]：平，无毒。主洞肠挺出血多者。猳猪肉：味苦、酸，冷，无毒。主狂病多日不愈。凡猪肉：味苦，微寒，宜肾，有小毒。补肾气虚竭，不可久食，令人少子精，发宿病，弱筋骨，闭血脉，虚人肌。有金疮者，食之疮尤甚。猪血：平，涩，无毒。主卒下血不止，美清酒和炒服之。又主中风绝伤，头中风眩及诸淋露、贲豚、暴气。黄帝云：凡猪肝、肺，共鱼鲙食之，作痈疽。猪肝共鲤鱼肠、鱼子食之，伤人神。豚脑：损男子阳道，临房不能行事。八月勿食猪肺及饴，和食之，至冬发疽，十月勿食猪肉，损人神气。

鹿：头肉：平，主消渴，多梦妄见者。生血：治痈肿。茎筋：主劳损。蹄肉：平。主脚膝骨中疼痛，不能践地。骨：主内虚，续绝伤，补骨，可作酒。髓：味甘，温。主丈夫妇人伤中、脉绝，筋急痛，咳逆，以酒和服。肾：平。主补肾气。肉：味苦，温，无毒。补中，强五脏，益气力。肉生者主中风口僻不正，细细剉之，以薄僻上。华佗云：和生椒捣薄之，使人专看之，正则急去之。不尔，复牵向不僻处。角：错[6]取屑一升，白蜜五升溲[7]之，微火熬，令小变色，暴干更捣筛，服方寸匕[8]，日三。令人轻身，益气力。强骨髓，补绝伤。黄帝云：鹿胆白者，食其肉，害人。白鹿肉不可和蒲白作羹食，发恶疮。五月勿食鹿肉，伤人神气。胡居士云：鹿性惊烈，多别良草。恒食九物，余者不尝。群处必依山冈，产归下泽，飨神用其肉者，以其性烈清净故也。凡饵药之人，不可食鹿肉，服药必不得力。所以然者，以鹿常食解毒之草，是故能制毒、散诸药故也。九草者，葛叶花、鹿葱、鹿药、白蒿、水芹、甘草、齐头蒿、山苍耳、荠苨。

獐：骨：微温，无毒。主虚损、泄精。肉：味甘，温，无毒。补益五脏。髓：益气力，悦泽人面。獐无胆，所以怯弱多惊恐。黄帝云：五月勿食獐肉，伤人神气。

麋脂：味辛，温，无毒。主痈肿、恶疮、死肌、寒热、风寒湿痹，四肢拘缓不收，风头肿气，通腠理，柔皮肤，不可近男子阴，令痿。一名宫脂。十月取。黄帝云：生麋肉共虾汁合食之，令人心痛；生麋肉共雉肉食之，作痼疾。

虎肉：味酸，无毒。主恶心欲呕，益气力，止多唾，不可热食，坏人齿。虎头骨：治风邪。虎眼睛：主惊痫。

豹肉：味酸，温，无毒。宜肾，安五脏，补绝伤，轻身益气，久食利人。

狸肉：温，无毒。补中，轻身，益气，亦治诸注。黄帝云：正月勿食虎、豹、狸肉，伤人神，损寿。

兔：肝：主目暗。肉：味辛，平，涩，无毒。补中益气，止渴。兔无脾，所以能走。盖以属二月建卯木位也，木克土，故无脾焉。马无脾，亦能走也。黄帝云：兔肉和獭肝食之，三日必成遁尸；共白鸡肝、心食之，令人面失色，一年成瘅黄；共姜食，变成霍乱；共白鸡肉食之，令人血气不行。二月勿食兔肉，伤人神气。

生鼠：微温，无毒。主踒折，续筋补骨，捣薄之，三日一易。

獭肝：味甘，有小毒。主鬼疰、蛊毒，却鱼鲠，止久嗽，皆烧作灰，酒和服之。獭肉：味甘，温，无毒。主时病疫气，牛马时行病，皆煮取汁，停冷服之，六畜灌之。

狐阴茎：味甘，平，有小毒。主女子绝产，阴中痒，小儿阴癞，卵肿。肉并五脏及肠肚：味苦，微寒，有毒。主蛊毒寒热，五脏痼冷；小儿惊痫；大人狂病见鬼。黄帝云：麝肉共鹄肉食之，作症瘕。

野猪青蹄不可食；及兽赤足者不可食；野兽自死北首伏地不可食；兽有歧尾不可食。家兽自死，共鲙汁食之，作疽疮。十一月勿食经夏臭脯，成水病，作头眩，丈夫阴痿。甲子日勿食一切兽肉，大吉。鸟飞投人不肯去者，口中必有物。开看无者，拔一毛放之，大吉。一切禽兽自死无伤处不可食。三月三日勿食鸟兽五脏及一切果菜五辛等物，大吉。

丹雄鸡肉：味甘，微温，无毒。主女人崩中漏下，赤白沃；补虚，温中；能愈久伤乏疮不肯瘥者。通神，杀恶毒。

黄雌鸡肉：味酸、咸，平，无毒。主伤中，消渴；小便数而不禁，肠澼泄利；补益五脏绝伤五劳，益气力。

鸡子黄：微寒。主除热火灼烂、疮、痓。可作虎魄神物。

卵白汁：微寒。主目热赤痛，除心下伏热，止烦满咳逆，小儿泄利，妇人产难，胞衣不出，生吞之。

白雄鸡肉：味酸，微温，无毒。下气，去狂邪，安五脏，伤中，消渴。

乌雄鸡肉：味甘，温，无毒。补中，止心痛。

黑雌鸡肉：味甘，平，无毒。除风寒湿痹，五缓六急，安胎。

黄帝云：一切鸡肉合鱼肉汁食之，成心瘕。鸡具五色者，食其肉必狂。若有六指四距[⑨]，玄鸡白头，家鸡及野鸡、鸟生子有文八字，鸡及野鸟死不伸足爪，此种食之害人。鸡子白共蒜食之，令人短气。鸡子共鳖肉蒸食之，害人。鸡肉、獭肉共食，作遁尸注，药所不能治。食鸡子啖生葱，变成短气。鸡肉、犬肝肾共食害人。生葱共鸡、犬肉食，令人谷道终身流血。乌鸡肉合鲤鱼肉食，生痈疽。鸡、兔、犬肉和食必泄利。野鸡肉共家鸡子食之，成遁尸，尸鬼缠身，四肢百节疼痛。小儿五岁以下饮乳未断者，勿食鸡肉。二月勿食鸡子，令人常恶心。丙午日食鸡、雉肉，丈夫烧死、目盲，女人血死、妄见。四月勿食暴鸡[⑩]肉，作内疽，在胸腋下出漏孔，丈夫少阳，妇人绝孕，虚劳乏气。八月勿食鸡肉，伤人神气。

雉肉：酸，微寒，无毒。补中益气，止泄利。久食之令人瘦。嘴：主蚁瘘。黄帝云：八月建酉日食雉肉，令人短气。八月勿食雉肉，损人神气。

白鹅脂：主耳卒聋，消以灌耳。毛：主射工水毒。肉：味辛，平，利五脏。

鹜肪：味甘，平，无毒。主风虚寒热。肉：补虚乏，除客热，利脏腑，利水道。黄帝云：六月勿食鹜肉，伤人神气。

鸳鸯肉：味苦，微温，无毒。主瘘疮，清酒浸之，炙令热，以薄之，亦炙服之。又治梦思慕者。

雁肪：味甘，平，无毒。主风挛拘急，偏枯，血气不通利。肉：味甘，平，无毒。久服长发、鬓、须、眉，益气不饥，轻身耐暑。黄帝云：六月勿食雁肉，伤人神气。

越燕屎：味辛，平，有毒。主杀蛊毒、鬼注，逐不祥邪气；破五癃，利小便。熬香用之，治口疮。肉不可食之，入水为蛟龙所杀。黄帝云：十一月勿食鼠肉、燕肉，损人神气。

石蜜：味甘，平，微寒，无毒。主心腹邪气，惊痫痉，安五脏，治诸不足，益气补中；止腹痛；解诸药毒；除众病，和百药；

养脾气；消心烦，食饮不下；止肠澼；去肌中疼痛；治口疮；明耳目。久服强志，轻身，不饥，耐老、延年、神仙。一名石饴，白如膏者良，是今诸山崖处蜜也。青赤蜜：味酸唅[11]，食之令人心烦。其蜂黑色似虻。黄帝云：七月勿食生蜜，令人暴下，发霍乱。蜜蜡：味甘，微温，无毒。主下利脓血；补中，续绝伤；除金疮；益气力；不饥耐老。白蜡：主久泄澼，瘥后重见血者，补绝伤，利小儿。久服轻身不饥。生于蜜房或木石上，恶芫花、百合。此即今所用蜡也。

蝮蛇肉：平，有毒。酿酒，去癞疾，诸九瘘，心腹痛，下结气，除蛊毒。其腹中吞鼠：平，有小毒，主鼠瘘。

原蚕雄蛾：味咸，温，有小毒。主益精气，强男子阳道，交接不倦，甚治泄精，不用相连者。

鲼鱼：味甘，无毒。主百病。

鳗鲡鱼：味甘，大温，有毒。主五痔瘘，杀诸虫。

鳝鱼肉：味甘，大温，黑者无毒。主补中养血，治沈唇。五月五日取。头骨：平，无毒。烧服，止久利。

鳟鱼[12]：平，无毒。主少气吸吸，足不能立地。黄帝云：四月勿食蛇肉、鳟肉，损神害气。

乌贼鱼骨：味咸，微温，无毒。主女子漏下，赤白经汁、血闭、阴蚀肿痛、寒热、症瘕，无子；惊气入腹，腹痛环脐，丈夫阴中痛而肿，令人有子。肉：味酸，平，无毒。益气强志。

鲤鱼肉：味甘，平，无毒。主咳逆上气、瘅黄；止渴。黄帝云：食桂竟，食鲤鱼肉害人；腹中宿症病者，食鲤鱼肉害人。

鲫鱼：味甘，平，无毒。主一切疮，烧作灰，和酱汁敷之，日二。又去肠痈。

黄帝云：鱼白目不可食之；鱼有角，食之发心惊，害人；鱼无肠、胆，食之三年，丈夫阴痿不起，妇人绝孕；鱼身有黑点不可食；鱼目赤，作鲙食，成瘕病，作鲊食之害人。一切鱼共菜食之，作蛔虫、蛲虫；一切鱼尾，食之不益人，多有勾骨，著人咽，害人；鱼有角、白背，不可食。凡鱼赤鳞不可食；鱼无腮不可食；鱼无全腮，食之发痈疽；鯆魮[13]鱼不益人，其尾有毒，治齿痛。鯸鮧[14]鱼有毒，不可食之。二月庚寅日勿食鱼，大恶；五月五日勿以鲤鱼子共猪肝食，必不消化，成恶病；下利者食一切鱼，必加剧，致困难治；穄饭、鲏肉、臭鱼不可合食之，害人。三月勿食鲛龙[15]肉及一切鱼肉，令人饮食不化，发宿病，伤人神气，失气，恍惚。

鳖肉：味甘，平，无毒。主伤中益气，补不足，疗脚气。黄帝云：五月五日以鳖子共鲍鱼子食之，作瘅黄；鳖腹下成五字，不可食；鳖肉、兔肉和芥子酱食之损人；鳖三足，食之害人；鳖肉共苋、蕨菜食之，作鳖瘕害人。

蟹壳：味酸，寒，有毒。主胸中邪热，宿结痛，㖞僻面肿，散漆，烧之致鼠。其黄：解结散血，愈漆疮，养筋益气。黄帝云：蟹目相向，足斑者，食之害人。十二月勿食蟹、鳖，损人神气。又云：龟、鳖肉共猪肉食之，害人；秋果菜共龟肉食之，令人短气；饮酒食龟肉，并菰白菜[16]，令人生寒热。六甲日勿食龟、鳖之肉，害人心神。螺、蚌共菜食之，令人心痛，三日一发。虾鲙共猪肉食之，令人常恶心多唾，损精色。虾无须，腹下通乌色者，食之害人，大忌，勿轻。十一月、十二月，勿食虾、蚌著甲之物。

【注释】

①醍醐：牛乳制成的食用脂肪。

②生不敛：生放不干缩。

③字乳余疾：又称“产后余疾”，指女人因生养而发生的各种杂病。字，指生育。

④犍（jiān）：特指骟去睾丸的公牛。与下文中的“牯牛”同义。

⑤洞肠：即大肠。

⑥错：同“锉”，锉磨。

⑦溲：以水拌和粉末或颗粒。

⑧方寸匕：古代量取药末的器具。其状如刀匕。一方寸匕大小为古

代一寸正方，其容量相当于十粒梧桐子大。

⑨距：鸟足后上方突出像趾的部分。

⑩暴鸡：即“抱鸡”，正在孵化鸡雏的鸡。

⑪嶮：通“莶（xiān）”。

⑫鼍（tuó）鱼：同“鼍”，即扬子鳄。

⑬鯆魮（bū pǐ）：即海鳐鱼。

⑭鯸鮧（hóu yí）：即河豚。

⑮鲛龙：这里指海中鲨鱼。

⑯菰白菜：即茭白。

卷第二十七·养性

养性序第一　十条

扁鹊云：黄帝说昼夜漏下水百刻，凡一刻人百三十五息，十刻一千三百五十息，百刻一万三千五百息，人之居世，数息之间。信哉！呜呼！昔人叹逝，何可不为善以自补耶？吾常思一日一夜有十二时，十日十夜百二十时，百日百夜一千二百时，千日千夜一万二千时，万日万夜一十二万时，此为三十年。若长寿者九十年，只得三十六万时。百年之内，斯须之间，数时之活，朝菌蟪蛄[1]不足为喻焉，可不自摄养而驰骋六情，孜孜汲汲追名逐利，千诈万巧以求虚誉，没齿[2]而无厌，故养性者，知其如此，于名于利，若存若亡，于非名非利，亦若存若亡，所以没身不殆[3]也，余慨时俗之多僻，皆放逸以殒亡。聊因暇日，粗述养性篇，用奖人伦之道，好事君子与我同志焉。

夫养性者，欲所习以成性，性自为善，不习无不利也。性既自善，内外百病皆悉不生，祸乱灾害亦无由作，此养性之大经也。善养性者，则治未病之病，是其义也。故养性者，不但饵药餐霞，其在兼于百行[4]；百行周备，虽绝药饵，足以遐年。德行不克，纵服玉液金丹，未能延寿。故夫子曰：善摄生者，陆行不遇虎兕[5]，此则道德之祜[6]也，岂假服饵而祈遐年哉！圣人所以药饵者，以救过行之人也。故愚者抱病历年而不修一行，缠疴没齿，终无悔心，此其所以岐、和[7]长逝，彭、跗[8]永归，良有以也。

【注释】

①朝菌蟪蛄：出自《庄子·逍遥游》："朝菌不知晦朔，蟪蛄不知春秋，此小年也。"朝菌，指朝生暮死的菌类；蟪蛄，指蝉；朝菌蟪蛄，此处指代生命极短。

②没齿：指死亡。

③没身不殆：终身没有危险。

④百行：多方面的品行。

⑤兕（sì）：指犀牛之类的兽名。

⑥祜：福。

⑦岐、和：岐伯、医和，皆为古代名医。

⑧彭、跗：巫彭、俞跗，皆为古代名医。

嵇康曰：养生有五难：名利不去，为一难；喜怒不除，为二难；声色不去，为三难；滋味不绝，为四难；神虑精散，为五难。五者必存，虽心希难老，口诵至言，咀嚼英华，呼吸太阳，不能不回其操[1]、不夭其年也。五者无于胸中，则信顺日跻[2]，道德日全，不祈善而有福，不求寿而自延。此养生之大旨也。然或有服膺仁义，无甚泰[3]之累者，抑亦其亚欤！

黄帝问于岐伯曰：余闻上古之人，春秋皆度百岁，而动作不衰。今时之人，年至半百，而动作皆衰者，时代异耶？将[4]人失之也？岐伯曰：上古之人，其知道者，法则阴阳，和于术数，饮食有常节，起居有常度，不妄作劳，故能形与神俱，而尽终其天年[5]，度百岁乃去。今时之人则不然，以酒为浆，以妄为常，醉以入房，以欲竭其精，以耗散其真，不知持满[6]，不时御神[7]，务快其心，逆于生乐，起居无节，故半百而衰也。

【注释】

①回其操：改变他的操行，这里指因养生不成而被迫改变志向。

②跻：升，增加。

③甚泰：指做事超过一定限度。

④将：抑或。

⑤天年：自然的寿命。

⑥持满：保持精气的充沛。

⑦不时御神：不懂得卫护神气。时，通“事”，从事，奉行。

夫上古圣人之教也，下皆为之。虚邪贼风，避之有时；恬憺[1]虚无，真气从之；精神守内，病安从来？是以其志闲而少欲，其心安而不惧，其形劳而不倦，气从以顺，各从其欲，皆得所愿。故甘其食，美其服，《素问》作美其食，任其服。乐其俗，高下不相慕，故其民曰朴[2]。是以嗜欲不能劳其目，淫邪不能惑其心，愚智贤不肖，不惧于物，合于道数，故皆能度百岁而动作不衰者，其德全不危也。是以人之寿夭，在于撙节[3]，若消息得所[4]，则长生不死；恣其情欲，则命同朝露也。

岐伯曰：人年四十而阴气自半也，起居衰矣；年五十体重，耳目不聪明也；年六十阴痿，气力大衰，九窍不利，下虚上实，涕泣俱出，故曰知之则强，不知则老。同出名异，智者察同，愚者察异；愚者不足，智者有余，有余则耳目聪明，身体轻强，年老复壮，壮者益理。是以圣人为无为之事，乐恬淡之味，能纵欲快志[5]，得虚无之守，故寿命无穷，与天地终。此圣人之治身也。

【注释】

①恬憺（dàn）：即“恬淡”。

②朴：质朴，厚重。

③撙（zǔn）节：节制，约束。

④消息得所：调理得当。

⑤纵欲快志：满足性的欲望。

春三月，此谓发陈[①]。天地俱生，万物以荣。夜卧早起，广步于庭，被[②]发缓形，以使志生。生而勿杀，与而勿夺，赏而勿罚，此春气之应，养生之道也。逆之则伤肝，夏为寒为变，奉长者少。

夏三月，此谓蕃秀[③]。天地气交，万物华实。夜卧早起，毋厌于日。使志无怒，使华英成秀，使气得泄，若所爱在外，此夏气之应，养长之道也。逆之则伤心，秋为痞疟，则奉收者少，冬至重病。

秋三月，此谓容平[④]。天气以急，地气以明。早卧早起，与鸡俱兴。使志安宁，以缓秋刑[⑤]。收敛神气，使秋气平。毋外其志，使肺气清，此秋气之应，养收之道也。逆之则伤肺，冬为飧泄，则奉藏者少。

冬三月，此谓闭藏[⑥]。水冰地坼[⑦]，无扰乎阳。早卧晚起，必待日光。使志若伏若匿，若有私意，若已有得，去寒就温，毋泄皮肤，使气亟夺，此冬气之应，养藏之道也。逆之则伤肾，春为痿厥，则奉生者少。

【注释】

①发陈：发生，显现。这里指万物（主要指草木）萌发新芽。

②被：通“披”，披散。

③蕃秀：生长茂盛。

④容平：指植物成熟收获。

⑤秋刑：秋季收敛肃杀之气。

⑥闭藏：密闭蛰藏。

⑦地坼（chè）：土地裂开。

天有四时五行，以生长收藏，以寒暑燥湿风。人有五脏，化为五气，以生喜怒悲忧恐。故喜怒伤气，寒暑伤形；暴怒伤阴，暴喜伤阳。故喜怒不节，寒暑失度，生乃不固。人能依时摄养，故得免其夭枉也。

仲长统[①]曰：王侯之宫，美女兼千；卿士之家，侍妾数百。昼则以醇酒淋其骨髓，夜则房室输其血气。耳听淫声，目乐邪色，宴内不出，游外不返。王公得之于上，豪杰驰之于下。及至生产不时，字育太早，或童孺而擅气，或疾病而构精，精气薄恶，血脉不充；既出胞脏，养护无法，又蒸之以绵纩[②]，烁之以五味，胎伤孩病而脆，未及坚刚，复纵情欲，重重相生，病病相孕。国无良医，医无审术[③]，奸佐[④]其间，过谬常有，会[⑤]有一疾，莫能自免。当今少百岁之人者，岂非所习不纯正也？

【注释】

①仲长统：字公理，山阳郡高平（今山东省邹城市西南部）人。东汉末年哲学家、政论家，曾为曹操的谋士，著有《昌言》十二卷，《后汉书》有传。

②绵纩（kuàng）：丝绵，绵絮。

③审术：真实可信之术。

④奸佐：奸，通“干”。干佐，即干扰。

⑤会：遭遇。

抱朴子[①]曰：或问所谓伤之者，岂色欲之间乎？答曰：亦何独斯哉。然长生之要，其在房中。上士知之，可以延年除病，其次不以自伐。若年当少壮，而知还阴丹以补脑，采七益于长俗者，不服药物，不失一二百岁也，但不得仙耳。不得其术者，古人方之于凌杯[②]以盛汤，羽苞之蓄火。又且才所不逮而强思之伤也，力所不胜而强举之伤也，深忧重恚伤也，悲哀憔悴伤也，喜乐过度伤也，汲汲所欲伤也，戚戚所患伤也，久谈言笑伤也，寝息失时伤也，挽弓引弩伤也，沉醉呕吐伤也，饱食即卧伤也，跳足喘乏伤也，欢呼哭泣伤也，阴阳不交伤也。积伤至尽，尽则早亡，尽则非道也。是以养性之士，唾不至远，行不疾步，耳不极听，目不极视，坐不久处，立不至疲，卧不至懻[③]。先寒而衣，先热而解；不欲极饥而食，食不可过饱；不欲极渴而饮，饮不欲过多。饱食过多则结积聚，渴饮过多则成痰癖。不欲甚劳，不欲甚佚[④]，不欲流汗，不欲多唾，不欲奔走车马，不欲极目远望，不欲多啖生冷，不欲饮酒当风，不欲数数沐浴，不欲广志远愿，不得规造异巧。冬不欲极温，夏不欲穷凉；不欲露卧星月，不欲眠中用扇；大寒、大热、大风、大雾皆不欲冒之。五味不欲偏多，故酸多则伤脾，苦多则伤肺，辛多则伤肝，咸多则伤心，甘多则伤肾。此五味刻五脏，五行自然之理也。凡言伤者，亦不即觉也，谓久即损寿耳。

【注释】

①抱朴子：晋代医家葛洪的号。葛洪（公元284—364年）字稚川，晋丹阳郡句容（今江苏省句容市）人。东晋道教学者、著名炼丹家、医药学家。三国方士葛玄之侄孙，世称小仙翁。他曾受封为关内侯，后隐居罗浮山炼丹。著有《肘后备急方》等。

②凌杯：冰杯。

③懻（jì）：强狠，强直。

④佚：通“逸”，舒适，安闲。

是以善摄生者，卧起有四时之早晚，兴居有至和之常制；调利筋骨，有偃仰[①]之方；祛疾闲邪，有吐纳之术；流行荣卫，有补泻之法；节宣劳逸，有与夺之要。忍怒以全阴，抑喜以养阳，然后先服草木以救亏缺，后服金丹以定无穷，养性之理尽于此矣。夫欲快意任怀，自谓达识知命，不泥异端，极情肆力，不劳持久者，闻此言也，虽风之过耳，电之经目，不足喻也。虽身枯于留连[②]之中，气绝于绮纨之际，而甘心焉，亦安可告之以养性之事哉！非惟不纳，乃谓妖讹也。而望彼信之，所谓以明鉴[③]给矇瞽，以丝竹[④]娱聋夫者也。

魏武[⑤]与皇甫隆[⑥]令曰：闻卿年出百岁，而体力不衰，耳目聪明，颜色和悦，此盛事也。所服食、施行、道引，可得闻乎？若有可传，想可密示封内。隆上疏对曰：臣闻天地之性，惟人为贵；人之所贵，莫贵于生。唐荒[⑦]无始，劫运无穷，人生其间，忽如电过。每一思此，罔然心热。生不再来，逝不可追，何不抑情养性以自保惜？今四海垂定，太平之际，又当须展才布德，当由万年；万年无穷，当由修道；道甚易知，但莫能行。臣常闻道人蒯京已年一百七十八，而甚丁壮。言人当朝朝服食玉泉、琢齿[⑧]，使人丁壮有颜色，去三虫而坚齿。玉泉者，口中唾也。朝旦未起，早嗽津令满口乃吞之；琢齿二七遍。如此者乃名曰练精。

【注释】

①偃仰：俯仰，此处引申为导引之类气功功法。

②留连：同“流连”，指耽于玩乐而忘返。

③明鉴：明镜。

④丝竹：泛指音乐。

⑤魏武：即曹操。因其死后被追封为“太祖武皇帝”，故世称“魏武”。

⑥皇甫隆：三国时期魏国人，嘉平年间任敦煌太守，有政绩。曾教民耧犁，又教衍溉，岁终率计，其所省庸力过半，得谷加五。并改进服饰，为民兴利。

⑦唐荒：即“荒唐”，谓广大无边，无始无终。

⑧琢齿：叩齿。琢，通“椓”，叩击。

嵇康云：穰岁[①]多病，饥年少疾。信哉不虚！是以关中土地，俗好俭啬，厨膳肴馐，不过菹酱[②]而已，其人少病而寿；江南岭表，其处饶足，海陆鲑肴，无所不备，土俗多疾而人早夭。北方仕子，游宦至彼，遇其丰赡，以为福佑所臻。是以尊卑长幼，恣口食啖；夜长醉饱，四体热闷，赤露眠卧，宿食不消。未逾期月[③]，大小皆病。或患霍乱、脚气、胀满，或寒热疟痢，恶核疔肿，或痈疽、痔漏，或偏风猥退，不知医疗，以至于死。凡如此者，比肩皆是，惟云不习水土，都不知病之所由。静言思之，可谓太息者也。学者先须识此，以自诫慎。

抱朴子曰：一人之身，一国之象也。胸腹之位，犹宫室也；四肢之列，犹郊境也；骨节之分，犹百官也。神犹君也，血犹臣也，气犹民也，知治身则能治国也。夫爱其民，所以安其国；惜其气，所以全其身。民散则国亡，气竭则身死。死者不可生也，亡者不可存也。是以至人消未起之患，治未病之疾，医之于无事之前，不追于既逝之后。夫人难养而易危也，气难清而易浊也，故能审威德所以保社稷，割嗜欲所以固血气，然后真一[4]存焉，三一[5]守焉，百病却焉，年寿延焉。

【注释】

①穰（ráng）岁：丰收之年。

②菹（zū）酱：腌菜和肉酱。

③期（jī）月：一整个月。

④真一：这里指本性。

⑤三一：道家语，指精、气、神。

道林养性第二

真人曰：虽常服饵而不知养性之术，亦难以长生也，养性之道，常欲小劳，但莫大疲及强所不能堪耳。且流水不腐，户枢不蠹，以其运动故也。养性之道，莫久行久立，久坐久卧，久视久听。盖以久视伤血，久卧伤气，久立伤骨，久坐伤肉，久行伤筋也。仍莫强食，莫强酒，莫强举重，莫忧思，莫大怒，莫悲愁，莫大惧，莫跳踉[1]，莫多言，莫大笑；勿汲汲於所欲，勿悁悁[2]怀忿恨，皆损寿命。若能不犯者，则得长生也。故善摄生者，常少思、少念、少欲、少事、少语、少笑、少愁、少乐、少喜、少怒、少好、少恶。行此十二少者，养性之都契[3]也。多思则神殆，多念则志散，多欲则志昏，多事则形劳，多语则气乏，多笑则脏伤，多愁则心慑，多乐则意溢，多喜则忘错昏乱，多怒则百脉不定，多好则专迷不理，多恶则憔悴无欢。此十二多不除，则荣卫失度，血气妄行，丧生之本也，惟无多无少者，几于道矣。是知勿外缘[④]者，真人初学道之法也。若能如此者，可居温疫之中无忧疑矣。既屏外缘，会须守五神肝心脾肺肾，从四正言行坐立。言最不得浮思妄念，心想欲事，恶邪大起。故孔子曰：思无邪也。

【注释】

①跳踉（liáng）：跳跃。

②悁悁（yuān）：忿怒貌。

③都契：要义，要领。

④外缘：人与外界发生的各种联系与接触。

常当习黄帝内视法[①]，存想思念，令见五脏如悬磬[②]，五色了了分明，勿辍也。仍可每旦初起，面向午[③]，展两手于膝上，心眼观气，上入顶，下达涌泉，旦旦如此，名曰迎气。常以鼻引气，口吐气，小微吐之，不得开口。复欲得出气少，入气多。每欲食，送气入腹，每欲食气为主人也。凡心有所爱，不用深爱；心有所憎，不用深憎，并皆损性伤神。亦不用深赞，亦不用深毁，常须运心于物平等。如觉偏颇，寻改正之。居贫勿谓常贫，居富莫谓常富，居贫富之中，常须守道，勿以贫富易志改性。识达道理，似不能言；有大功德，勿自矜伐[④]。美药勿离手，善言勿离口，乱想勿经心。常以深心至诚，恭敬于物，慎勿诈善，以悦于人。终身为善，为人所嫌，勿得起恨。事君尽礼，人以为谄，当以道自平其心。道之所在，其德不孤，勿言行善不得善报，以自怨仇。居处勿令心有不足，若有不足，则自抑之，勿令得起。人知止足，天遗其禄。所至之处，勿得多求，多求则心自疲而志苦。若夫人之所以多病，当由不能养性。平康之日，谓言常然，纵情恣欲，心所欲得，则便为之，不拘禁忌，欺罔幽明，无所不作。自言适性，不知过后一一皆为病本。及两手摸空，白汗流出，口唱皇天，无所逮及。皆以生平粗心，不能自察，一至于此。但能少时内省身心，则自知见行之中皆长诸疴，将知四百四病，身手自造，本非由天。及一朝病发，和缓[5]不救。方更诽谤医药无效，神仙无灵。故有智之人，爱惜性命者，当自思念，深生耻愧。诫勒[6]身心，常修善事也。至于居处，不得绮靡华丽，令人贪婪无厌，乃患害之源。但令雅素净洁，无风雨暑湿为佳；衣服器械，勿用珍玉金宝，增长过失，使人烦恼根深；厨膳勿使脯肉丰盈，常令俭约为佳。然后行作鹅王步[7]，语作含钟声，眠作狮子卧右胁著地坐脚也，每日自咏歌云：美食须熟嚼，生食不粗吞。问我居止处，大宅总林村。胎息[8]守五脏，气至骨成仙。又歌曰：日食三个毒，不嚼而自消。锦绣为五脏，身着粪扫袍。

【注释】

①内视法：一种气功功法，即用意识观察身体内部的部位。

②悬磬：室中悬挂着磬，这里比喻洞见五脏之内。

③面向午：面向正南方。

④矜伐：夸耀。

⑤和缓：医和与医缓，春秋时代秦国的两位名医。

⑥诫勒：劝诫，约束。

⑦鹅王步：持正稳健的步态。

⑧胎息：气功术语，意谓气功达到像胎儿在胎胞中呼吸一样的地步，故名。

修心既平，又须慎言语。凡言语读诵，常想声在气海中脐下也。每日初入后，勿言语读诵，宁待平旦也。旦起欲专言善事，不欲先计校[1]钱财；又食上不得语，语而食者，常患胸背痛；亦不用寝卧多言笑，寝不得语言者，言五脏如钟磬，不悬则不可发声；行不得语，若欲语须住乃语，行语则令人失气。冬至日，止可语不可言。自言曰言，答人日语。言有人来问，不可不答，自不可发言也。仍勿触冷开口大语为佳。

言语既慎，仍节饮食。是以善养性者，先饥而食，先渴而饮；食欲数而少，不欲顿而多，则难消也。常欲令如饱中饥，饥中饱耳。盖饱则伤肺，饥则伤气，咸则伤筋，酸则伤骨。故每学淡食，食当熟嚼，使米脂入腹，勿使酒脂入肠。人之当食，须去烦恼暴数为烦，侵触为恼。如食五味，必不得暴嗔，多令人神惊，夜梦飞扬；每食不用重肉，喜生百病；常须少食肉，多食饭，及少菹菜，并勿食生菜、生米、小豆、陈臭物；勿饮浊酒食面，使塞气孔；勿食生肉，伤胃，一切肉惟须煮烂，停冷食之，食毕当嗽口数过，令人牙齿不败、口香；热食讫，以冷醋浆嗽口者，令人口气常臭，作䘌齿病。又诸热食咸物后，不得饮冷醋浆水，喜失声成尸咽[②]。凡热食汗出，勿当风，发痉头痛，令人目涩多睡。每食讫，以手摩面及腹，令津液通流。食毕当行步踌躇，计使中数里来[③]，行毕使人以粉摩腹上数百遍，则食易消，大益人，令人能饮食，无百病，然后有所修为为快也。饱食即卧，乃生百病，不消成积聚；饱食仰卧，成气痞，作头风。触寒来者，寒未解食热食，成刺风。人不得夜食。又云：夜勿过醉饱食，勿精思为劳若事，有损余虚，损人。常须日在巳时食讫，则不须饮酒，终身无干呕，勿食父母本命所属肉，令人命不长；勿食自己本命所属肉，令人魂魄飞扬。勿食一切脑，大损人。茅屋漏水堕诸脯肉上，食之成瘕结。凡曝肉作脯不肯干者，害人；祭神肉无故自动，食之害人；饮食上蜂行住，食之必有毒，害人。腹内有宿病，勿食鲮鲤鱼肉，害人。湿食及酒浆临上看之，不见人物影者，勿食之，成卒注[④]；若已食腹胀者，急以药下之。

【注释】

①计校：同“计较”。

②尸咽：中医病证名，即狐惑。指因感染风热毒气，上蚀咽喉所致的咽喉生疮，或痒或痛。

③中数里来：走满数里路程。中，合、满。

④卒注：突然发生的注病。注病是邪气侵注体内，病情久延，反复发作的一类病证。

每十日一食葵。葵滑，所以通五脏拥气，又是菜之主，不用合心食之。又饮酒不欲使多，多则速吐之为佳，勿令至醉，即终身百病不除。久饮酒者，腐烂肠胃，渍髓蒸筋，伤神损寿。醉不可以当风向阳，令人发强[①]，又不可当风卧，不可令人扇之，皆即得病也；醉不可露卧及卧黍穰中，发癞疮；醉不可强食，或发痈疽，或发喑，或生疮；醉饱不可以走车马及跳踯；醉不可以接房，醉饱交接，小者面皯[②]、咳嗽，大者伤绝脏脉损命。

凡人饥，欲坐小便，若饱，则立小便，慎之无病。又忍尿不便，膝冷成痹，忍大便不出，成气痔。小便勿努，令两足及膝冷；大便不用呼气及强努，令人腰疼目涩，宜任之佳。

凡遇山水坞中出泉者，不可久居，常食作瘿病。又深阴地冷水不可饮，必作痎疟。饮食以调，时慎脱着。凡人旦起着衣，反者便着之吉。衣光者当户三振之，曰：殃去。吉。湿衣及汗衣，皆不可久着，令人发疮及风瘙，大汗能易衣佳；不易者急洗之。不尔，令人小便不利。凡大汗勿偏脱衣，喜得偏风半身不遂。春天不可薄衣，令人伤寒霍乱、食不消、头痛。

【注释】

①强：有版本作“狂”。

②面皯（gǎn）：一种面部黑色斑点的病证，如雀斑。

脱着既时，须调寝处。凡人卧，春夏向东，秋冬向西。头勿北卧，及墙北亦勿安床。凡欲眠勿歌咏，不祥起。上床坐先脱左足，卧勿当舍脊下；卧讫勿留灯烛，令魂魄及六神不安，多愁怨；人头边勿安火炉，日久引火气，头重目赤，睛及鼻干；夜卧当耳勿有孔，吹入即耳聋；夏不用露面卧，令人面皮厚，喜成癖，或作面风；冬夜勿覆其头，得长寿。凡人眠勿以脚悬踏高处，久成肾水及损房；足冷人每见十步直墙，勿顺墙卧，风利吹人发癫及体重。人汗勿跂床悬脚[①]，久成血痹，两足重，腰疼；又不得昼眠，令人失气；卧勿大语，损人气力；暮卧常习闭口，口开即失气，且邪恶从口入，久而成消渴及失血色。屈膝侧卧，益人气力，胜正偃卧。按孔子不尸卧[②]，故曰睡不厌踧[③]，觉不厌舒，凡人舒睡则有鬼痛魔邪。凡眠先卧心后卧眼，人卧一夜当作五度，反覆常逐更转。凡人夜魇，勿燃灯唤之，定死无疑，暗唤之吉；亦不得近而急唤。夜梦恶不须说，旦以水面东方噀之，咒曰：恶梦著草木，好梦成宝玉。即无咎矣。又梦之善恶，并勿说为吉。

【注释】

①跂（qì）床悬脚：垂足坐于床。

②尸卧：如尸体般躺卧。

③睡不厌踧（cù）：睡觉的姿势要平坦。

衣食寝处皆适，能顺时气者，始尽养生之道。故善摄生者，无犯日月之忌，无失岁时之和。须知一日之忌，暮无饱食；一月之忌，晦无大醉；一岁之忌，暮无远行；终身之忌，暮无燃烛行房。暮常护气也。

凡气冬至起于涌泉，十一月至膝，十二月至股，正月至腰，名三阳成；二月至膊，三月至项，四月至顶，纯阳用事，阴亦仿此。故四月、十月不得入房，避阴阳纯用事之月也。每冬至日，于北壁下厚铺草而卧，云受元气。每八月一日已后，即微火暖足，勿令下冷无生意，常欲使气在下，勿欲泄于上。春冻未泮[①]，衣欲下厚上薄，养阳收阴，继世长生；养阴收阳，祸则灭门。故云冬时天地气闭，血气伏藏，人不可作劳出汗，发泄阳气，有损于人也。又云：冬日冻脑，春秋脑足俱冻。此圣人之常法也。春欲晏[②]卧早起，夏及秋欲侵夜[③]乃卧早起，冬欲早卧而晏起，

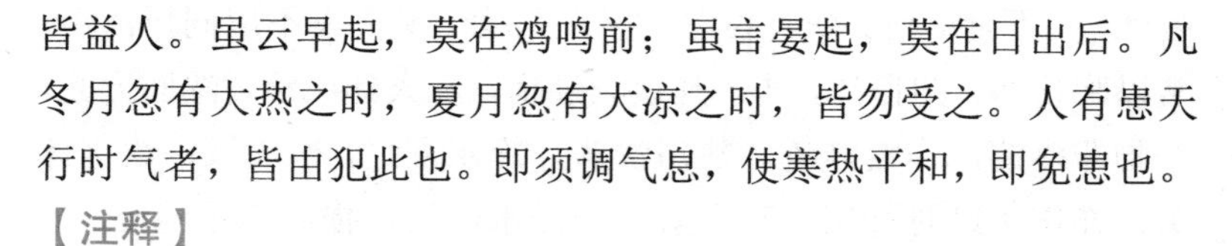
皆益人。虽云早起，莫在鸡鸣前；虽言晏起，莫在日出后。凡冬月忽有大热之时，夏月忽有大凉之时，皆勿受之。人有患天行时气者，皆由犯此也。即须调气息，使寒热平和，即免患也。

【注释】

①春冻未泮：春冻尚未消融。泮，散，这里引申为消融。

②晏：晚。

③侵夜：临到夜间。

居处法第三

凡人居止之室，必须周密，勿令有细隙，致有风气得入。小觉有风，勿强忍之久坐，必须急急避之；久居不觉，使人中风。古来忽得偏风，四肢不随，或如角弓反张，或失音不语者，皆由忽此耳。身既中风，诸病总集，邪气得便，遭此致卒者，十中有九。是以大须周密，无得轻之。慎焉！慎焉！所居之室，勿塞井及水渎，令人聋盲。

凡在家及外行，卒逢大飘风[1]、暴雨震电[2]、昏暗大雾，此皆是诸龙鬼神行动经过所致。宜入室闭户，烧香静坐，安心以避之，待过后乃出，不尔损人。或当时虽未苦，于后不佳矣。又阴雾中亦不可远行。

【注释】

①飘风：旋风，暴风。

②震电：雷电。

凡家中有经像[1]，行来先拜之，然后拜尊长，每行至则峻坐焉。凡居家不欲数沐浴，若沐浴必须密室，不得大热，亦不得大冷，皆生百病。冬浴不必汗出霡霂[2]，沐浴后不得触风冷；新沐发讫，勿当风，勿湿萦髻[3]，勿湿头卧，使人头风眩闷，发秃面黑，齿痛耳聋，头生白屑。饥忌浴，饱忌沐。沐讫，须进少许食饮乃出。

夜沐发，不食即卧，令人心虚，饶汗、多梦。又夫妻不用同日沐浴，常以晦日浴，朔日沐，吉。凡炊汤经宿，洗人体成癣，洗面无光，洗脚即疼痛，作甑畦疮。热泔洗头，冷水濯之，作头风；饮水沐头，亦作头风时行病。新汗解，勿冷水洗浴，损心包不能复。

凡居家，常戒约内外长幼，有不快即须早道，勿使隐忍以为无苦。过时不知，便为重病，遂成不救。小有不好，即按摩挼捺[4]，令百节通利，泄其邪气。凡人无问有事无事，常须日别蹋[5]脊背四肢一度；头项苦令熟蹋，即风气时行不能著人。此大要妙，不可具论。

【注释】

①经像：佛像。

②霡霂（mài mù）：本指小雨，此处比喻汗流貌。

③萦髻（jì）：缠扎发髻。

④挼捺（nà）：推拿。

⑤蹋：同"踏"，踩。

凡人居家及远行，随身常有熟艾一升，备急丸、辟鬼丸、生肌药、甘湿药、疔肿药、水银、大黄、芒硝、甘草、干姜、桂心、蜀椒。不能更蓄余药[1]，此等常不可阙少。及一两卷百一备急药方[2]，并带辟毒蛇、蜂、蝎毒药随身也。

凡人自觉十日以上康健，即须灸三数穴以泄风气。每日必须调气补泻，按摩导引为佳。勿以康健便为常然，常须安不忘危，预防诸病也。灸法当须避人神，人神禁忌法在第二十九卷中。凡蓄手力细累[3]，春秋皆须与转泻药一度，则不中天行时气也。

【注释】

①不能更蓄余药：此为假设句，谓"如果不能再备蓄他药"。

②百一备急药方：指葛洪原作、陶弘景增补的《肘后备急方》，陶弘景增补后改名为《补阙肘后百一方》。

③手力细累：指用人及家眷。

按摩法第四　法二首

天竺国[①]按摩，此是婆罗门[②]法。

两手相捉纽捩[③]，如洗手法。

两手浅相叉，翻覆向胸。

两手相捉，共按胫，左右同。

两手相重按髀[④]，徐徐捩身，左右同。

以手如挽五石力弓，左右同。

作拳向前筑，左右同。

如拓石法，左右同。

作拳却顿[⑤]，此是开胸，左右同。

大坐[⑥]，斜身偏欹如排山，左右同。

两手抱头，宛转股上，此是抽胁。

两手据地[⑦]，缩身曲脊，向上三举。

以手反捶背上，左右同。

大坐伸两脚，即以一脚向前虚掣，左右同。

两手拒地[⑧]回顾，此是虎视法，左右同。

立地反拗身，三举。

两手急相叉，以脚踏手中，左右同。

起立以脚前后虚踏，左右同。

大坐伸两脚，用当相手[⑨]勾所申[⑩]脚，著膝中，以手按之，左右同。

右十八势，但是老人日别能依此三遍者，一月后百病除，行及奔马，补益延年，能食、眼明、轻健、不复疲乏。

【注释】

①天竺国：古印度。

②婆罗门：古印度将执行宗教祭祀的神职者称为婆罗门，亦指古印

度婆罗门教四大种姓之首。此处指古印度政教合一的统治者。

③纽捩（liè）：扭转。

④髀（bì）：同“髀”，大腿。

⑤却顿：向后用力振作，类似今天的弯肘扩胸运动。

⑥大坐：直身正坐。

⑦据地：按着地。

⑧拒地：撑地。

⑨当相手：同侧手。当相，同“相当”。

⑩申：同“伸”。下同。

老子按摩法：

两手捺髀，左右捩身二七遍。

两手捻髀，左右扭肩二七遍。

两手抱头，左右扭腰二七遍。

左右挑头[①]二七遍。

一手抱头，一手托膝，三折[②]，左右同。

两手托头，三举之。

一手托头，一手托膝，从下向上三遍，左右同。

两手攀头下向三顿足。

两手相捉头上过[③]，左右三遍。

两手相叉托心，前推却挽[④]三遍。

两手相叉，著心三遍。

曲腕筑肋[⑤]挽肘，左右亦三遍。

左右挽，前后拔[⑥]，各三遍。

舒手挽项，左右三遍。

反手著膝，手挽肘，覆手著膝上，左右亦三遍。

手摸肩从上至下使遍，左右同。

两手空拳筑三遍。

外振手三遍，内振三遍，覆手振亦三遍。

两手相叉，反覆搅各七遍。

摩扭指三遍。

两手反摇三遍。

两手反叉，上下扭肘无数，单用十呼。

两手上耸三遍。

两手下顿三遍。

两手相叉头上过，左右申肋十遍。

两手拳反背上，掘脊上下亦三遍。掘，揩之也。

两手反捉，上下直脊三遍。

覆掌搦腕内外，振三遍。

覆掌前耸三遍。

覆掌两手相叉，交横三遍。

覆手横直，即耸三遍。

若有手患冷，从上打至下，得热便休。

舒左脚，右手承之，左手捺脚耸上至下，直脚三遍；右手捺脚，亦尔。

前后捩足三遍。

左捩足，右捩足，各三遍。

前后却捩足三遍。

直脚三遍。

扭髀三遍。

内外振脚三遍。

若有脚患冷者，打热便休。

扭髀以意多少，顿脚三遍。

却直脚三遍。

虎据⑦，左右扭肩三遍。

推天托地，左右三遍。

左右排山、负山拨木各三遍。

舒手直前顿申手三遍。

舒两手两膝亦各三遍。

舒脚直反，顿申手三遍。

捩内脊、外脊各三遍。

【注释】

①左右挑头：指头从一侧低下，从另一侧抬起。

②三折：取坐姿或单腿站立，一手抱头，一手搂膝尽量靠近躯干，躯干、大腿、小腿成“三折”。

③两手相捉头上过：两只手互相抓住，向一侧尽力移动。

④前推却挽：两手交叉，掌心向前推出，然后再向内收回。

⑤曲腕筑肋：弯曲腕部，用手扣击肋部。

⑥左右挽，前后拔：左右侧身运动和仰体、俯身运动。

⑦虎据：像老虎一样蹲踞。据，同“踞”。

调气法第五

彭祖[①]曰：道不在烦，但能不思衣食，不思声色，不思胜负，不思曲直，不思得失，不思荣辱；心无烦，形勿极[②]，而兼之以导引，行气不已，亦可得长年，千岁不死。凡人不可无思，当以渐遣除之。

彭祖曰：和神导气之道，当得密室，闭户安床暖席，枕高二寸半。正身偃卧，瞑目，闭气于胸膈中，以鸿毛著鼻上而不动，经三百息，耳无所闻，目无所见，心无所思。如此则寒暑不能侵，蜂虿[③]不能毒，寿三百六十岁，比邻于真人也。

【注释】

①彭祖：彭姓，名翦，又称籛铿，陆终第三子，先秦道家先驱之一，古代气功养生家，以享寿八百多岁著称于世，民间传说中是南极仙翁的转世化身。

②极：疲倦。

③蜂虿（chài）：蜂和虿，都是有毒刺的螫虫，此处泛指毒虫。

每旦夕旦夕者，是阴阳转换之时，凡旦五更初暖气至，频申眼开，是上生气至，名曰阳息而阴消；暮日入后冷气至，凛凛然时乃至床坐睡倒，是下生气至，名曰阳消而阴息。且五更初暖气至，暮日入后冷气至，常出入天地日月、山川河海、人畜草木，一切万物体中代谢往来，无一时休息。一进一退，如昼夜之更迭，如海水之潮汐，是天地消息[1]之道也。面向午，展两手于脚膝上，徐徐按捺肢节，口吐浊气，鼻引清气。凡吐者，去故气，亦名死气；纳者，取新气，亦名生气。故老子经云：玄牝之门，天地之根，绵绵若存，用之不勤。言口鼻天地之门，可以出纳阴阳死生之气也。良久，徐徐乃以手左托、右托、上托、下托、前托、后托，瞋目张口，叩齿摩眼，押头拔耳，挽发放腰，咳嗽发阳振动也。双作只作，反手为之，然后掣足仰振，数八十、九十而止。仰下徐徐定心，作禅观[2]之法，闭目存思，想见空中太和元气，如紫云成盖，五色分明，下入毛际，渐渐入顶，如雨初晴，云入山。透皮入肉，至骨至脑，渐渐下入腹中，四肢五脏皆受其润，如水渗入地，若彻则觉腹中有声汩汩然，意专思存[3]，不得外缘，斯须即觉元气达于气海，须臾则自达于涌泉，则觉身体振动，两脚蜷曲，亦令床坐有声拉拉然，则名一通。一通二通，乃至日别得三通五通，则身体悦怿，面色光辉，鬓毛润泽，耳目精明，令人食美，气力强健，百病皆去，五年十岁，长存不忘。得满千万通，则去仙不远矣。人身虚无，但有游气，气息得理，即百病不生。若消息失宜，即诸疴竞起。善摄养者，须知调气方焉。调气方疗万病大患，百日生眉须，自余者不足言也。

【注释】

①消息：消长。

②禅观：一种佛家的修持方法。谓默坐静心，专注一境，以达到身心轻安、观照明净的状态。

③思存：思想。

凡调气之法，夜半后日中前，气生，得调；日中后夜半前，气死，不得调。调气之时则仰卧床，铺厚软，枕高下共身平，舒手展脚，两手握大拇指节，去身四五寸，两脚相去四五寸，数数叩齿，饮玉浆，引气从鼻入腹，足则停止。有力更取。久住气闷，从口细细吐出尽，还从鼻细细引入。出气一准前法。闭口以心中数数，令耳不闻；恐有误乱，兼以手下筹[①]，能至千，则去仙不远矣。若天阴雾恶风猛寒，勿取气也，但闭之。

若患寒热，及卒患痈疽，不问日中，疾患未发前一食间即调，如其不得好瘥，明日依式更调之。

若患心冷病，气即呼出；若热病，气即吹出。若肺病即嘘出，若肝病即呵出，若脾病即唏出，若肾病即呬出。夜半后，八十一；鸡鸣，七十二；平旦，六十三；日出，五十四；辰时，四十五；巳时，三十六。欲作此法，先左右导引三百六　十遍。

病有四种：一冷痹；二气疾；三邪风；四热毒。若有患者，安心调气，此法无有不瘥也。

凡百病不离五脏，五脏各有八十一种疾，冷热风气计成四百四病[②]，事须识其相类，善以知之。

心脏病者，体冷热。相法：心色赤。患者梦中见人著赤衣，持赤刀杖火来怖人。疗法：用呼吹二气，呼疗冷，吹治热。

肺脏病者，胸背满胀，四肢烦闷。相法：肺色白。患者喜梦见美女美男，诈亲附人，共相抱持，或作父母、兄弟、妻子。疗法：用嘘气出。

肝脏病者，忧愁不乐，悲思，喜头眼疼痛。相法：肝色青。梦见人著青衣，捉青刀杖，或狮子、虎、狼来恐怖人。疗法：用呵气出。

脾脏病者，体上游风习习，遍身痛烦闷。相法：脾色黄，通土色。梦或作小儿击历[③]人、邪犹人，或如旋风团栾[④]转。治法：用唏气出。

肾脏病者，体冷阴衰，面目恶痿。相法：肾色黑。梦见黑衣及兽物捉刀杖相怖，用呬气出。

冷病者，用大呼三十遍，细呼十遍。呼法：鼻中引气入，口中吐气出，当令声相逐，呼字而吐之。

热病者，用大吹五十遍，细吹十遍。吹如吹物之吹，当使字声似字。

肺病者，用大嘘三十遍，细嘘十遍。

肝病者，用大呵三十遍，细呵十遍。

脾病者，用大唏三十遍，细唏十遍。

肾病者，用大呬五十遍，细呬三十遍。

此十二种调气法，若有病，依此法恭敬用心，无有不瘥。皆须左右导引三百六十遍，然后乃为之。

【注释】

①筹：算筹，一种古人用以助算的工具。

②四百四病：源自古印度的疾病学说。古印度医学认为，疾病由地、水、火、风四大不调而产生，一大不调生一百零一种病，四大不调共计四百零四种病。

③击历：用手指指刺人。

④团栾：此处指旋风圆转回旋的样子。

服食法第六　论一首　方二十四首

论曰：凡人春服小续命汤五剂，及诸补散各一剂；夏大热，则服肾沥汤三剂；秋服黄耆等丸一两剂；冬服药酒两三剂，立春日则止。此法终身常尔，则百病不生矣。俗人见浅，但知钩吻之杀人，不信黄精之益寿；但识五谷之疗饥，不知百药之济命；但解施泻以生育，不能秘固以颐养。故有服饵方焉。

郄愔[1]曰：夫欲服食，当寻性理所宜，审冷暖之适。不可见彼得力，我便服之。初御药，皆先草木，次石，是为将药之大较[2]也。所谓精粗相代，阶粗以至精者[3]也。夫人从少至长，体习五谷，卒不可一朝顿遗之。凡服药物为益迟微，则无充饥之验，然积年不已，方能骨髓填实，五谷俱然而自断。今人多望朝夕之效，求目下之应[4]，腑脏未充，便以绝粒，谷气始除，药未有用。又将御女，形神与俗无别，以此致弊，胡不怪哉！服饵大体皆有次第，不知其术者，非止交有所损，卒亦不得其力。故服饵大法，必先去三虫。三虫既去，次服草药；好得药力，次服木药；好得力讫，次服石药。依此次第，乃得遂其药性，庶事安稳，可以延龄矣。

【注释】

①郄愔：字方回，东晋高平金乡人，官至司空，谥文穆。擅长书法，与庾翼齐名。

②大较：大法。

③阶粗以至精者：犹言“从粗至精”。阶，阶梯，此处用作动词，意为从粗走向精。

④目下之应：当下立即显现的效验。

去三虫方：

生地黄汁三斗，东向灶苇火煎三沸，纳清漆二升，以荆匕搅之，日移一尺；纳真丹[1]三两，复移一尺；纳瓜子末三升，复移一尺；纳大黄末三两，微火勿令焦，候之可丸。先食服如梧子大一丸，日三。浊血下鼻中，三十日诸虫皆下，五十日百病愈，面色有光泽。

又方：

漆二升　芜菁子[2]三升，末　大黄六两，末　酒一升半

右四味，以微火合煎可丸，先食服如梧子三丸，十日浊血下出鼻中，三十日虫皆烂下，五十日身光泽，一年行及奔马，消息四体安稳，乃可服草药。其余法在三虫篇中备述。三虫篇在第

十八卷中。

服天门冬方：

天门冬，曝干，捣下筛。食后服方寸匕，日三。可至十服，小儿服尤良，与松脂若蜜丸服之益善。惟多弥佳。

又方：

捣取汁，微火煎，取五斗，下白蜜一斗，胡麻炒末二升，合煎，搅之勿息，可丸即止火，下大豆黄末和为饼，径三寸，厚半寸。一服一枚，日三。百日以上得益。此方最上，妙包众方。一法酿酒服。始伤多无苦，多即吐去病也。方在第十四卷中。蒯道人[③]年近二百而少。常告皇甫隆云：但取天门冬，去心皮，切，干之。酒服方寸匕，日三，令人不老。补中益气，愈百病也。天门冬生奉高山谷，在东岳名淫羊藿，在中岳名天门冬，在西岳名管松，在南岳名百部，在北岳名无不愈，在原陆山阜名颠棘。虽然处处有之异名，其实一也。在背阴地者佳。取细切，烈日干之，久服令人长生，气力百倍。治虚劳绝伤，年老衰损羸瘦，偏枯不随，风湿不仁，冷痹，心腹积聚，恶疮、痈疽、肿癞疾，重者周身脓坏，鼻柱败烂，服之皮脱虫出，颜色肥白。此无所不治，亦治阴痿耳聋目暗。久服白发黑，齿落生，延年益命，入水不濡[④]。服二百日后，恬泰疾损，拘急者缓，羸劣者强。三百日身轻，三年走及奔马。三年心腹痼疾皆去。

【注释】

①丹：丹沙。

②芜菁子：药名，又名蔓菁子，具有养肝明目，行气利水，清热解毒之功效。主治青盲目暗，黄疸便结，小便不利，症积，疮疽。

③蒯道人：即前文所提到的“蒯京”。

④濡：沾湿。

服地黄方：

生地黄五十斤，捣之，绞取汁，澄去滓，微火上煎，减过半，纳白蜜五升，枣脂一升，搅之令相得，可丸乃止。服如鸡子一枚，日三，令人肥白。

又方：

地黄十斤，细切，以淳酒二斗，渍三宿。出曝干，反复纳之，取酒尽止。与甘草、巴戟天、厚朴、干漆、覆盆子各一斤，捣下筛，食后酒服方寸匕，日三。加至二匕，使人老者还少，强力，无病延年。

作熟干地黄法： 采地黄，去其须、叶及细根，捣绞取汁，以渍肥者，著甑中。土若米无在[①]以盖上，蒸之一时出，曝燥，更纳汁中，又蒸，汁尽止，便干之。亦可直切蒸之半日，数以酒洒之使周匝，至夕出，曝干。可捣蜜丸服之。

种地黄法：先择好地黄，赤色虚软者，深耕之，腊月逆耕冻地弥好[②]。择肥大好地黄根，切长四五分至一二寸许，一斛可种一亩。二三月种之，作畦畔相去一尺，生后随锄壅，数耘[③]之。至九月、十月，视其叶小衰乃掘取。一亩得二十许斛。择取大根，水净洗，其细根，乃剪头尾辈，亦洗取之，日曝令极燥，小胎[④]乃以竹刀切，长寸馀许。白茅露甑下蒸之，密盖上。亦可囊盛土填之，从旦至暮。当黑不尽黑者，明日又择取蒸之。先时已捣其细碎者取汁，铜器煎之如薄饴，于是以地黄纳汁中，周匝出，曝干又纳，尽汁止。率百斤生者令得一二十斤，取初八月九月中掘者，其根勿令太老强，蒸则不消尽，有筋脉。初以地黄纳甑中时，先用铜器承其下，以好酒淋地黄上，令匝汁后下入器中，取以并和煎汁佳。

【注释】

①无在：都可以。

②逆耕冻地弥好：提前耕冻地更好。逆，提前，预先。

③数耘：多次除草。

④小皱（zhù）：有少许皱纹。

黄精膏方：

黄精一石，去须毛，洗令净洁，打碎蒸，令好熟押得汁，复煎去上游水，得一斗。纳干姜末三两，桂心末一两，微火煎之，看色郁郁然欲黄，便去火待冷，盛不津器中，酒五合和，服二合，常未食前，日二服。旧皮脱，颜色变光，花色有异，鬓发更改。欲长服者，不须和酒，纳生大豆黄，绝谷食之，不饥渴，长生不老。

服乌麻法：

取黑皮真檀[1]色者乌麻，随多少，水拌令润，勿过湿，蒸令气遍，即出下曝之使干，如此九蒸九捣，去上皮，未食前和水若酒服二方寸匕，日三。渐渐不饥，绝谷，久服百病不生，常服延年不老。

饮松子法：

七月七日采松子，过时即落不可得。治服方寸匕，日三四。一云一服三合，百日身轻，三百日行五百里，绝谷，服升仙。渴饮水，亦可和脂[2]服之。若丸如梧桐子大，服十丸。

饵柏实方：

柏子仁二升，捣令细，淳酒四升渍，搅之如泥，下白蜜二升，枣膏三升，捣令可丸，入干地黄末、白术末各一升，搅和丸如梧子，日二服，每服三十丸。二十日万病皆愈。

【注释】

①真檀：即檀香。

②脂：此处指松脂。

服松脂方：

百炼松脂下筛，以蜜和纳筒中，勿令中风。日服如博棋[1]一枚。博棋长二寸，方一寸。日三，渐渐月别服一斤，不饥延年。亦可淳酒和白蜜如饧，日服一二两至半斤。

凡取松脂，老松皮自有聚脂者最第一。其根下有伤折处，不见日月者得之，名曰阴脂，弥良。惟衡山东行五百里有大松，皆三四十围，乃多脂。又法：五月刻大松阳面使向下，二十四株，株可得半升，亦煮。其老节根处者有脂得用。《仙经》云：常以三月入衡山之阴，取不见日月松脂，炼而饵之，即不召而自来。服之百日，耐寒暑；二百日五脏补益；服之五年，即见西王母。《仙经》又云：诸石所生三百六十五山，其可食者满谷阴怀中松脂耳。其谷正从衡山岭直东四百八十里，当横揵[②]，正在横岭，东北行，过其南，入谷五十里，穷穴有石城白鹤，其东方有大石四十余丈，状如白松，松下二丈有小穴，东入山有丹砂可食；其南方阴中有大松，大三十余围，有三十余株不见日月，皆可取服之。

采松脂法：

以日入时，破其阴以取其膏，破其阳以取其脂。脂膏等分，食之可以通神灵。凿其阴阳为孔，令方五寸，深五寸，还以皮掩其孔，无令风入，风入则不可服。以春夏时取之，取讫封塞勿泄，以泥涂之。东北行丹砂穴有阴泉水可饮，此弘农车君以元封[③]元年入北山食松脂，十六年复下居长安东市，在上谷、牛头谷时往来至秦岭上，年常如三十者。

炼松脂法：

松脂七斤，以桑灰汁一石，煮脂三沸，接置冷水中凝，复煮之，凡十遍，脂白矣，可服。今谷在衡州[④]东南攸县[⑤]界。此松脂与天下松脂不同。

【注释】

①博棋：即围棋，此处指围棋子。

②当横揵（jiàn）：当横向连接。揵，连接，接壤。

③元封：汉武帝刘彻的年号，即公元前 110 年—公元前 105 年。

④衡州：古地名，秦属长沙郡，汉为酃县地，隋开皇九年改为衡州，即今天的衡阳市。

⑤攸县：古地名，汉朝设置，因地临攸水而得名，今属湖南省。

饵茯苓方：

茯苓十斤去皮，酒渍密封之。十五日出之，取服如博棋，日三。亦可屑服方寸。凡饵茯苓，皆汤煮四五沸，或以水渍六七日。

茯苓酥方：

茯苓五斤，灰汁煮十遍，浆水煮十遍，清水煮十遍　松脂五斤，煮如茯苓法，每次煮四十遍　生天门冬五斤，去心皮，曝干作末　牛酥三斤，炼三十遍　白蜜三斤，煎令沫尽　蜡三斤，炼三十遍

右六味，各捣筛，以铜器重汤上，先纳酥，次蜡，次蜜，消讫纳药，急搅之勿住，务令大均，纳瓷器中，密封之，勿泄气。先一日不食，欲不食先须吃好美食令极饱，然后绝食，即服二两，二十日后服四两，又二十日后八两，细丸之，以咽中下为度；第二度以四两为初，二十日后八两，又二十日二两；第三度服以八两为初，二十日二两，二十日四两，合一百八十日药成，自后服三丸将补，不服亦得恒以酥蜜消息之，美酒服一升为佳。合药须取四时王相日，特忌刑、杀、厌及四激休废[1]等日，大凶。此彭祖法。

茯苓膏方《千金翼》名凝灵膏：

茯苓净去皮　松脂二十四斤　松子仁　柏子仁各十二斤

右四味，皆依法炼之，松柏仁不炼，捣筛，白蜜二斗四升，纳铜器中汤上，微火煎一日一夕。次第下药，搅令相得，微火煎七日七夜止。丸如小枣，每服七丸，日三。欲绝谷，顿服取饱，即得轻身、明目、不老。此方后一本有茯苓酥、杏仁酥、地黄酥三方，然诸本并无。又《千金翼》中已有，今更不添录。

服枸杞根方主养性遐龄：

枸杞根切一石，水一石二斗，煮取六斗，澄清。煎取三升，以小麦一斗，干，净择，纳汁中渍一宿，曝二，往返令汁尽，曝干捣末，酒服方寸匕，日二。一年之中，以二月、八月各合一剂，终身不老。

枸杞酒方：

枸杞根一百二十斤，切。以东流水四石煮一日一夜，取清汁一石，渍曲一如家酝法。熟取清，贮不津器[2]中，纳干地黄末二斤半，桂心、干姜、泽泻、蜀椒末各一升，商陆末二升，以绢袋贮，纳酒底，紧塞口，埋入地三尺，坚覆上。三七日沐浴整衣冠，再拜，平晓向甲寅地日出处开之，其酒赤如金色。旦空腹服半升，十日万病皆愈，三十日瘢痕灭。恶疾人以水一升，和酒半升，分五服愈。《千金翼》又云：若欲服石者，取河中青白石如枣杏大者二升，以水三升煮一沸，以此酒半合置中，须臾即熟可食。

饵云母水方疗万病：

上白云母二十斤，薄擘，以露水八斗作汤，分半洮[3]洗云母，如此再过。又取二斗作汤，纳芒硝十斤，以云母木器中渍之，二十日出。绢袋盛，悬屋上，勿使见风日，令燥，以水渍，鹿皮为囊揉挻[4]之，从旦至日中，乃以细绢下筛滓，复揉挻令得好粉五斗，余者弃之。取粉一斗，纳崖蜜二斤，搅令如粥，纳生竹筒中薄削之，漆固口，埋北垣南岸下，入地六尺覆土。春夏四十日，秋冬三十日出之，当如泽为成。若洞洞[5]不消者，更埋三十日出之。先取水一合，纳药一合，搅和尽服之，日三。水寒温尽自在，服十日，小便当变黄，此先疗劳气风疹也。二十日腹中寒癖[6]消；三十日龋齿除，更新生；四十日不畏风寒；五十日诸病皆愈，颜色日少，长生神仙。吾目验之，所以述录。

【注释】

①刑、杀、厌及四激休废：旧说中的一些忌日。

②不津器：不渗水的容器。

③洮：同“淘”，淘洗。

④揉挻（shān）：揉和，拍击。

⑤洞洞：混合而未融合之貌。

⑥寒癖：中医病名，因寒邪水饮相挟停阻而致，症见胁肋间有弦索状拱起，遇冷即觉疼痛，脉弦而大等。

钟乳散　治虚羸不足，六十以上人瘦弱不能食者，百病方：

成炼钟乳粉三两　上党人参　石斛　干姜各三分

右四味，捣下筛，三味与乳合和相得，均分作九贴，平旦空腹温淳酒服一贴，日午后服一贴，黄昏后服一贴。三日后准此服之。凡服此药法，皆三日一剂。三日内止食一升半饭，一升肉。肉及饭惟烂，不得服葱豉。问曰：何故三日少食勿得饱也？答曰：三夜乳在腹中熏补脏腑，若此饱食，即推药出腹，所以不得饱食也。何故不得生食？由食生故即损伤药力，药力既损，脂肪亦伤，所以不得食生食也。何故不得食葱豉？葱豉杀药，故不得食也。三日服药既尽，三日内须作羹食补之，任意所便，仍不用葱豉及硬食也。三日补讫，还须准式[①]服药如前，尽此一斤乳讫，其气力当自知耳，不能具述。一得此法，其后服十斤、二十斤，任意方便可知也。

西岳真人灵飞散方：

云母粉一斤　茯苓八两　钟乳粉　柏子仁　人参《千金翼》作白术　续断　桂心各七两　菊花十五两　干地黄十二两

右九味，为末，生天门冬十九斤，取汁溲药，纳铜器中蒸一石二斗黍米下，米熟曝干为末。先食饮服方寸匕，日一。三日力倍；五日血脉充盛；七日身轻；十日面色悦泽；十五日行及奔马；三十日夜视有光；七十日白发尽落，故齿皆去。更取二十一匕白蜜和捣二百杵，丸如梧子大，作八十一枚，曝干，丸皆映彻如水精珠[②]。欲令发齿时生者吞七枚，日三，即出。发未白、齿不落者，但服散五百年乃白，如前法服。已白者饵药至七百年乃落。入山日吞七丸，绝谷不饥。余得此方以来，将逾三纪，顷者但美而悦之，疑而未敢措手，积年询访，屡有好名人曾饵得力，遂服之，一如方说。但能业之不已，功不徒弃耳。

【注释】

①准式：依照法式。准，按照，依照。

②水精珠：即水晶珠。精，通“晶”。

千金翼方

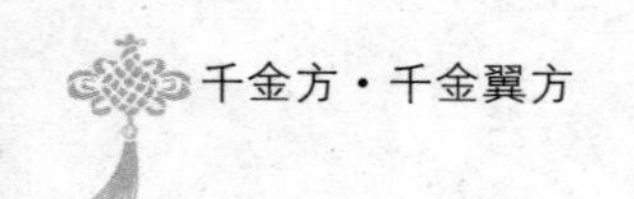

卷第五·妇人一

妇人面药第五　论一首　方三十九首

论曰：面脂手膏，衣香澡豆[①]，仕人贵胜，皆是所要。然今之医门极为秘惜，不许子弟泄漏一法，至于父子之间亦不传示。然圣人立法，欲使家家悉解，人人自知。岂使愚于天下，令至道不行，拥蔽圣人之意，甚可怪也。

面脂　主面及皴黡[②]黑皯[③]，凡是面上之病悉皆主之方：

丁香十分　零陵香　桃仁去皮　土瓜根　白敛　白及　栀子花　沉香　防风　当归　辛夷　麝香研　芎䓖　商陆各三两　白芷　萎蕤　菟丝子　甘松香　藿香各十五分　蜀水花　青木香各二两　茯苓十四分　木兰皮　藁本　白僵蚕各二两半　冬瓜仁四两　鹅脂　羊髓各一升半　羊肾脂一升　猪胰六具　清酒五升　生猪肪脂三大升

上三十二味切，以上件酒挼猪胰汁，渍药一宿于脂中，以炭火煎，三上三下，白芷黄，绵滤贮器中，以涂面。

面脂方：

防风　芎䓖　白芷　白僵蚕　藁本　萎蕤　茯苓　白敛　细辛　土瓜根　栝楼仁　桃仁去皮尖　蜀水花　青木香　当归　辛夷各半两　鹅脂一升　羊肾脂一升　猪脂二升

上一十九味细切，绵裹，酒二升渍一日一夜，纳脂中，急火煎之，三上三下，然后缓火一夜，药成去滓。以寒水石粉半两纳脂中，以柳木篦[④]熟搅，任用之。

又方：

杏仁二升，去皮尖　白附子三两　蜜陀僧二两，研如粉　生白羊髓二升半　真珠十四枚，研如粉　白鲜皮一两　鸡子白七枚　胡粉二两，以帛四重裹，一石米下蒸之，熟下阴干。

上八味，以清酒二升半，先取杏仁盆中研之如膏，又下鸡子白研二百遍，又下羊髓研二百遍，捣筛诸药纳之，研五百遍至千遍，弥佳。初研杏仁，即少少下酒薄[5]，渐渐下使尽药成，以指捻看如脂，即可用也，草药绢筛直取细如粉，佳。

又方：

当归　芎䓖　细辛各五分　蜀水花[6]　蜜陀僧　商陆　辛夷　木兰皮　栝楼　白僵蚕　藁本　桃花　香附子　杜蘅　鹰屎　零陵香　萎蕤　土瓜根各三分　麝香　丁香各半两　白术二两　白芷七分　白附子　玉屑各一两　鹅脂五合　鹿髓一升　白蜡四两　猪膏二两　羊髓一升

上二十九味细切，醋浸密封一宿，明晓以猪膏煎三上三下，以白芷黄为药成，去滓，搅数万遍，令色白，敷面，慎风日，良。

【注释】

①澡豆：古代洗浴用品，一般用猪胰磨成糊，合豆粉、香料等，经自然干燥制成豆料状或块状，有去污作用。

②黡（yǎn）：黑痣。

③黑皯（gǎn）：指皮肤黧黑枯槁。

④柳木篦：用柳木制成的篦子。

⑤薄：淡。

⑥蜀水花：即鸬鹚粪。

面膏方：

杜蘅　牡蛎熬，一云杜若　防风　藁本　细辛　白附子　白芷　当归　木兰皮　白术　独活　萎蕤　天雄　茯苓　玉屑各一两　菟丝子　防己　商陆　栀子花　橘皮一云橘仁　白敛　人参各三两　甘松香　青木香　藿香　零陵香　丁香各二两　麝香半两　白犬脂　白鹅脂无鹅脂，以羊髓代之　牛髓各一升　羊胰三具

上三十二味，以水浸膏髓等五日，日别再易水；又五日，

日别一易水；又十日，二日一易水，凡二十日止。以酒一升挼[1]羊胰令消尽，去脉，乃细切香于瓷器中浸之，密封一宿，晓以诸脂等合煎，三上三下，以酒水气尽为候，即以绵布绞去滓，研之千遍，待凝乃止，使白如雪，每夜涂面，昼则洗却，更涂新者，十日以后色等桃花。《外台》有冬瓜仁、蘼芜花，无白敛、人参。

面膏　主有皯䵟[2]及痞瘰[3]并皮肤皴劈[4]方：

防风　藁本　辛夷　芍药　当归　白芷　牛膝　商陆　细辛　蜜陀僧　芎䓖　独活　鸡舌香　零陵香　萎蕤　木兰皮　麝香　丁香　未穿真珠各一两　蕤仁　杏仁各二两，去皮尖　牛髓五升　油一升　腊月猪脂三升，炼　獐、鹿脑各一具，若无獐鹿，羊脑亦得

上二十五味，先以水浸脑髓使白，藿香以上㕮咀如麦片，乃于脑髓脂油内煎之，三上三下，即以绵裹搦去滓，乃纳麝香及真珠末，研之千遍，凝即涂面上，甚妙。今据药止二十六味，后云藿香以上，而方中无藿香，必脱漏三味也。

又方：

香附子十枚大者　白芷一两　零陵香二两　茯苓一大两，细切　蔓菁油二升，无即猪脂代之　牛髓　羊髓各一斗　白蜡八两　麝香半两

上九味切，以油髓微火煎五物，令色变，去滓，纳麝香，研千遍，凝，每澡豆洗面而涂之。

【注释】

①挼：同“挼”，揉搓。

②皯䵟（gǎn zèng）：中医病证名，即皯䵟，又名黧黑斑、黧黑皯䵟，多因脾气不足，气血不能润泽肌肤所致，初起色如尘垢，日久黑似煤形，枯暗不泽，大小不一，小者如粟粒赤豆，大者似莲子、芡实，或长，或斜，或圆，与皮肤相平。

③痞瘰（pèi luǒ）：中医病名，即荨麻疹。

④皮肤皴（cūn）劈：皮肤因受冻而皲裂。

面药方：

朱砂研　雄黄研　水银霜各半两　胡粉二团　黄鹰屎一升

上五味合和，净洗面，夜涂之。以一两药和面脂，令稠如泥，先于夜欲卧时，澡豆净洗面，并手干拭，以药涂面，厚薄如寻常涂面厚薄，乃以指细细熟摩之，令药与肉相入，乃卧。一上经五日五夜勿洗面，止就上作妆即得，要不洗面。至第六夜洗面涂，一如前法。满三度洗更不涂也，一如常洗面也，其色光净，与未涂时百倍也。

悦泽面方：

雄黄研　朱砂研　白僵蚕各一两　真珠十枚，研末

上四味并粉末之，以面脂和胡粉，纳药和搅，涂面作妆，晓以醋浆水洗面讫，乃涂之，三十日后如凝脂。五十岁人涂之，面如弱冠[①]，夜常涂之勿绝。

令面生光方：

蜜陀僧研，以乳煎之涂面，即生光。

令面白媚好方：

白附子　白芷　杜若　赤石脂　白石脂　杏仁去皮尖　桃花　瓜子　牛膝　鸡屎白　萎蕤　远志去心

上一十二味，各三分，捣筛为末，以人乳汁一升、白蜜一升和，空腹服七丸，日三服。

鹿角涂面方：

鹿角一握　芎䓖　细辛　白敛　白术　白附子　天门冬去心　白芷各二两　杏仁二七枚，去皮尖　牛乳三升

上一十味，鹿角先以水渍之，百日令软，总纳乳中，微火煎之令汁竭，出角，以白练袋[②]盛之，余药勿收，至夜取牛乳石上摩鹿角涂面，晓以清浆水洗之，令老如少也。一方用酥三两。

【注释】

①弱冠：古人男子二十岁称弱冠。这时行冠礼，即戴上表示已成人

的帽子，以示成年，但体犹未壮，还比较年少，故称“弱”。

②白练袋：白色绢袋。练，练制过的白色熟绢。

急面皮方：

大猪蹄一具，治如食法，水二升、清浆水一升，釜中煎成胶，以洗面。又和澡豆，夜涂面，晓以浆水洗，令面皮急矣。

治妇人令好颜色方：

女菀二两半　铅丹五分

上二味捣筛为散，酒服一刀圭[①]，日再服，男十日，女二十日。知则止，黑色皆从大便出，色白如雪。

又方：

白瓜子五分　白杨皮三分　桃花一两

上三味捣筛为散，以饮服方寸匕，日三服，三十日面白，五十日手足白。一云：欲白加瓜子，欲赤加桃花。

令人面手白净澡豆方：

白鲜皮　白僵蚕　白附子　鹰矢白　白芷　芎䓖　白术　青木香一方用藁本　甘松香　白檀香　麝香　丁香各三两　桂心六两　瓜子一两，一方用土瓜根　杏仁三十枚，去皮尖　猪胰三具　白梅三七枚　冬瓜仁五合　鸡子白七枚　面三升

上二十味，先以猪胰和面，曝令干，然后合诸药捣筛为散，又和白豆屑二升，用洗手面，十日内色白如雪，二十日如凝脂《千金》有枣三十枚，无桂心。

又方：

麝香二分　猪胰两具　大豆黄卷一升五合　桃花一两　菟丝子三两　冬葵子五合，一云冬瓜子　白附子二两　木兰皮三两　萎蕤二合　栀子花二两　苜蓿一两

上一十一味，以水浸猪胰三四度易水，血色及浮脂尽，乃捣诸味为散，和令相得，曝捣筛，以洗手面，面净光润而香。一方若无前件可得者，直取苜蓿香一升，土瓜根、商陆、青木

香各一两，合捣为散，洗手面，大佳。

澡豆方：

细辛半两　白术三分　栝楼二枚　土瓜根三分　皂荚五挺，炙去皮子　商陆一两半　冬瓜仁半升　雀屎半合　菟丝子二合　猪胰一具，去脂　藁本　防风　白芷　白附子　茯苓　杏仁去皮尖　桃仁去皮尖，各一两　豆末四升　面一升

上一十九味捣细筛，以面浆煮猪胰一具令烂，取汁和散作饼子，曝之令干，更熟捣细罗之，以洗手面甚佳。

又方：

丁香　沉香　青木香　桃花　钟乳粉　真珠　玉屑　蜀水花　木瓜花各三两　榇花[2]　梨花　红莲花　李花　樱桃花　白蜀葵花　旋复花各四两　麝香一铢

上一十七味，捣诸花，别捣诸香，真珠、玉屑别研成粉，合和大豆末七合，研之千遍，密贮勿泻。常用洗手面作妆一百日，其面如玉，光净润泽，臭气粉滓皆除，咽喉臂膊皆用洗之，悉得如意。

【注释】

①刀圭（guī）：古代量取中药的器具。一刀圭约等于 0.27 毫升，盛金石药末约 0.2 克，草木药末约 0.1 克。

②榇（nài）花：即茉莉花。

治面疱疮瘢三十年以上，并冷疮虫瘢令灭方：

斑猫去翅足，熬　巴豆去心皮，熬，各三枚　胡粉　鹅脂　金淘沙　蜜陀僧　高良姜　海蛤各三两

上八味为粉，以鹅脂和，夜半涂，晓以甘草汤洗之。

治面皯黯方：

矾石烧　硫黄　白附子各一两

上三味细研，以大醋一盏浸之一宿，净洗面涂之，慎风。

治面疱方：

白附子　青木香　麝香　由跋　细辛各二两

上五味细末，水和之，涂面日三。《外台方》无细辛。

又方：

木兰皮五两，取厚者　栀子仁六两

上二味为散，以蜜浆服方寸匕，日三服。

治面疱甚如麻豆，痛痒，搔之黄水出，及黑色黯䵟[①]不可去方：

冬瓜子　柏子仁　茯苓　冬葵子

上四味等分，捣筛，饮服方寸匕，日三服。《外台方》无冬瓜子。

白膏　主面瘡疱[②]疥痈恶疮方：

附子十五枚　蜀椒一升　野葛一尺五寸

上三味切，醋渍一宿，猪膏一斤煎附子黄，去滓涂之，日三。

栀子丸　治酒瘡鼻[③]疱方：

栀子仁三升　芎䓖四两　大黄六两　好豉熬，三升　木兰皮半斤　甘草炙，四两

上六味捣筛为末，炼蜜和丸如梧桐子，以饮服十丸，日三服，稍加至二十五丸。

又敷方：

蒺藜子　栀子仁　豉各一两，熬　木兰皮半斤，一方无

上四味为末，以醋浆水和之如泥，夜涂上，日未出时以暖水洗之，亦灭瘢痕。

又方：

鸬鹚屎一斤

上一味捣筛，腊月猪脂和如泥，夜涂之。

【注释】

①黑色黯䵟（dàn）：色黑而暗。黯䵟，昏暗貌。

②面瘡疱：中医病名，即粉刺。

③酒瘡鼻：中医病名，即酒糟鼻。

飞水银霜方：

水银一斤　朴消八两　大醋半斤　黄矾十两　锡二十两，成炼二遍者　玄精[①]六两　盐花[②]三斤

上七味，先炼锡讫，又温水银令热，乃投锡中，又捣玄精黄矾令细，以绢筛之，又捣锡令碎，以盐花并玄精等合和，以醋拌之令湿，以盐花一斤藉底，乃布药令平，以朴消盖上讫，以盆盖合，以盐灰为泥，泥缝固际干之，微火三日，武火四日，凡七日去火，一日开之。扫取极须勤守，勿令须臾间懈慢，大失矣。

炼粉方：

胡粉三大升，盆中盛水，投粉于中熟搅，以鸡羽水上扫取，以旧破鸡子十枚，去黄泻白于瓷碗中，以粉置其上，以瓷碗密盖之，五升米下蒸之，乃曝干研用，敷面百倍省，面有光。

灭瘢方：

衣鱼二枚　白石脂一分　雁屎三分　白附子一分　白僵蚕半两

上五味为末，腊月猪脂和敷，慎生冷风日，令肌腻。

灭瘢方：

丹参　羊脂

上二味和煎，敷之灭瘢，神妙。

又方：

以蜜涂之，佳。

又方：

取禹余粮、半夏等分捣末，以鸡子黄和，先以新布拭瘢上令赤，以涂之，勿见风，涂之二十日，十年瘢并灭。

【注释】

①玄精：年久所结的小片状石膏矿石。

②盐花：即食盐。

手膏方：

桃仁　杏仁各二十枚，去皮尖　橘仁一合　赤瓝[①]十枚　大枣三十枚

辛夷　芎䓖　当归　牛脑　羊脑　白狗脑各二两，无白狗，诸狗亦得

上一十一味，先以酒渍脑，又别以酒六升煮赤𦙶以上药，令沸停冷，乃和诸脑等，然后碎辛夷三味，以绵裹之，去枣皮核，合纳酒中，以瓷器贮之。五日以后，先净讫，取涂手，甚光润，而忌近火炙手。

治手足皴裂，血出疼痛方：

取猪胰著热酒中以洗之，即瘥。

治冬月冒涉冻凌，面目手足瘃[②]坏，及始热疼痛欲瘃方：

取麦窠煮取浓汁，热渍手足兼洗之，三五即度瘥。

治手足皴冻欲脱方：

椒　芎䓖各半两　白芷一分　防风一分　姜一分，作盐

上五味，以水四升，煎令浓，涂洗之三数遍，即瘥。

治冻伤十指欲堕方：

取马屎三升，煮令麻沸，渍，冷易之，半日愈。

【注释】

①赤𦙶（bó）：疑即淫羊藿。

②瘃（zhú）：冻伤。

熏衣浥衣香第六　方六首

熏衣香方[①]：

薰陆香[②]八两　藿香　览探各三两，一方无　甲香[③]二两　詹糖五两　青桂皮五两

上六味末，前件干香中，先取硬者黏湿难碎者，各别捣，或细切㕮咀，使如黍粟，然后一一薄布于盘上，自余别捣，亦别布于其上，有须筛下者，以纱，不得木，细别煎蜜，就盘上以手搜搦令匀，然后捣之，燥湿必须调适，不得过度，太燥则难丸，太湿则难烧，湿则香气不发，燥则烟多，烟多则惟有焦臭，无复芬芳，是故香，复须粗细燥湿合度，蜜与香相称，火又须微，

使香与绿烟而共尽。

浥衣香方[4]：

沉香　苜蓿香各五两　丁香　甘松香　藿香　青木香　艾纳香[5]　鸡舌香　雀脑香[6]各一两　麝香半两　白檀香三两　零陵香[7]十两

上一十二味，各捣令如黍粟麸糠等物令细末，乃和令相得，若置衣箱中，必须绵裹之，不得用纸，秋冬犹著，盛热暑之时令香速浥，凡诸草香不但须新，及时乃佳，若欲少作者，准此为大率[8]也。

干香方：

丁香一两　麝香　白檀　沉香各半两　零陵香五两　甘松香七两　藿香八两

上七味，先捣丁香令碎，次捣甘松香，合捣讫，乃和麝香合和浥衣。

五香丸并汤　主疗一切肿，下气散毒，心痛方：

丁香　藿香　零陵香　青木香　甘松香各三两　桂心　白芷　当归　香附子　槟榔各一两　麝香一铢

上一十一味捣筛为末，炼蜜和捣千杵，丸如梧子大。含咽令津尽，日三夜一，一日一夜用十二丸，当即觉香，五日身香，十日衣被香。忌食五辛。其汤法：取槟榔以前随多少皆等分，以水微微火上煮一炊久，大沸定，纳麝香末一铢，勿去滓，澄清，服一升。凡疔肿口中喉中脚底背甲下痈疽痔漏皆服之，其汤不瘥，作丸含之，数以汤洗之。一方有豆蔻，无麝香。

十香丸　令人身体百处皆香方：

沉香　麝香　白檀香　青木香　零陵香　白芷　甘松香　藿香　细辛　芎䓖　槟榔　豆蔻各一两　香附子半两　丁香三分

上一十四味捣筛为末，炼蜜和绵裹如梧子大，日夕含之，咽津味尽即止。忌五辛。

香粉方：

白附子　茯苓　白术　白芷　白敛　白檀各一两　沉香　青

木香　鸡舌香　零陵香　丁香　藿香各二两　麝香一分　粉英六升

上一十四味，各细捣筛绢下，以取色青黑者，乃粗捣纱下，贮粉囊中，置大合子内，以粉覆之，密闭七日后取之，粉香至盛而色白，如本欲为香粉者，不问香之白黑悉以和粉，粉虽香而色至黑，必须分别用之，不可悉和之，粉囊以熟帛双紃作之。

【注释】

①熏衣香方：用于衣服洗后未干前，乘湿点燃香料熏衣，可使香气持久地附着在衣物上。

②薰陆香：即乳香。

③甲香：为蝾螺科动物蝾螺或其近缘动物的掩厣，圆形的片状物，可入药，也可作合香原料。主治脘腹痛，痢证，淋病，痔瘘，疥癣等。

④浥（yì）衣香方：此方将香料放置于衣箱里，靠香料自然散发的气味熏衣。

⑤艾纳香：为菊科植物艾纳香的叶及嫩枝，此植物为提取冰片的原料，故有冰片艾之称。

⑥雀脑香：即香附子。

⑦零陵香：为双子叶报春花科植物灵香草的带根全草。辛甘，温。治伤寒、感冒头痛、胸腹胀满、下利、遗精、鼻塞、牙痛等。

⑧大率：大概，大约。

令身香第七　方一十三首

香身方：

甘草五分，炙　芎䓖一两　白芷三分

上三味捣筛为散，以饮服方寸匕，日三服，三十日口香，四十日身香。

又方：

瓜子　松根白皮　大枣各一两

上三味为散，酒服方寸匕，日二服，百日衣被皆香。

又方：

瓜子　芎䓖　藁本　当归　杜蘅[1]　细辛　防风各一分

上七味捣筛为散，食后以饮服方寸匕，日三服，五日口香，十日身香，二十日肉香，三十日骨香，五十日远闻香，六十日透衣香。一方有白芷。

治诸身体臭方：

竹叶十两　桃白皮四两

上二味，以水一石二斗，煮取五斗，浴身即香也。

治诸腋臭方：

伏龙肝为末，和作泥敷之，瘥。

又方：

牛脂和胡粉三合煎令可丸，涂之。

又方：

三年苦酒和石灰涂之。

又方：

赤铜屑以大醋和铜器中，炒令极热，以布裹熨腋下，冷则易之，瘥。

又方：

青木香二两　附子　石灰各一两　矾石半两，烧　米粉一升

上五味捣筛为散，如常粉腋，良。

又方：

马齿草一束捣碎，以蜜和作团，纸裹之，以泥纸上厚半寸，曝干，以火烧熟，破取，更以少许蜜和，仍令热勿使冷也，先以生布揩之，然后药夹腋下令极痛，亦忍不能得，然后以手巾勒两臂著身，即瘥。

石灰散方：

石灰一升　青木香　枫香　薰陆香　丁香　阳起石各二两　橘皮二两　矾石四两

上八味并熬，捣筛为散，以绵作袋，粗如四指，长四寸，

展使著药，先以布揩令痛，夹之也。

又方：

石灰五合　马齿草[2]二两　矾石三两，烧　甘松香一两

上四味合捣筛，先以生布揩病上令黄汁出，拭干，以散敷之，满三日瘥，永除。

又方：

二月社日[3]盗取社家糜馈[4]一团，猥地摩腋下三七遍，掷著五道头，勿令人知，永瘥，人知即不效。

【注释】

①杜蘅：一种香草，又名杜若、杜莲、若芝、楚蘅、山姜。辛、微温、无毒。主治胸胁逆气，头痛流涕，皮间风热等。

②马齿草：即马齿苋，全草供药用，有清热利湿、解毒消肿、消炎、止渴、利尿作用。

③社日：古代祀神之日，一般在立春、立秋后第五个戊日。

④糜馈（fēn）：蒸饭。

生发黑发第八　方一十九首

治发薄不生方：

先以醋泔清洗秃处，以生布揩令火热，腊月脂并细研铁生煎三沸，涂之日三遍。

生发须膏方：

附子　荆实各二两　松叶　柏叶各三两　乌鸡脂三合

上五味㕮咀，合盛新瓦瓶中，阴干百日出，捣以马鬐膏[1]和如薄粥，涂头发如泽法裹絮中，无令中风，三十日长。

生发膏　令发速长而黑，敷药时特忌风方：

乌喙　莽草　续断　皂荚　泽兰　白术　细辛　竹叶各一两　防风　辛夷各一两　柏叶细切，四两　杏仁别捣　松叶各三两　猪脂三升

上一十四味切，先以三年大醋三升渍令一宿，纳药脂中，

煎三上三下，膏成去滓，涂发及顶上。《千金》有石南。

生发膏　主发鬓秃落不生方：

升麻　荠苨各二两　莽草　白芷　防风各一两　蜣螂四枚　马鬐脂　驴鬐脂　雄鸡脂一云熊脂　猪脂　狗脂各五合

上十一味，药五味，脂取成煎者，并切，以醋渍一宿，晓合煎之，沸则停火，冷更上，一沸停，三上三下，去滓敷头，以当泽用之，三十日生矣。

又方：

羊屎灰灌取汁洗之，三日一洗，不过十洗，即生矣。

治发落方：

柏叶切，一升　附子二两

上二味捣筛，猪脂和，作三十丸，洗发时即纳一丸泔中，发不落。其药以布裹密器贮，勿令泄气。

长发方：

蔓荆子三升　大附子三枚

上二味㕮咀，以酒一斗二升渍之，盛瓷瓶中，封头二十日，取鸡肪煎以涂之，泽以汁栉发[②]，十日长一尺，勿逼面涂。

又方：

麻子仁三升　秦椒三升

上二味合，以泔渍一宿，以沐发长矣。

又方：

麻子二升　白桐叶一把

上二味以米泔汁煮，去滓，适寒温，沐二十日，长矣。

治发落方：

石灰三升，水拌令湿，炒令极焦，停冷，以绢袋贮之，以酒三升渍之，密封。冬二七日，春秋七日，取酒温服一合，常令酒气相接，七日落止，百日服之终身不落，新发生也。

又方：

桑白皮一石，以水一石煮三沸，以沐发三过，即止。

令白发还黑方：

陇西白芷　旋复花　秦椒各一升　桂心一尺

上四味捣筛为散，以井花水服方寸匕，日三服，三十日还黑，禁房室。

又方：

乌麻[3]九蒸九曝，捣末，枣膏和丸，久服之。

又方：

八角附子一枚　大醋半升

上二味于铜器中煎取两沸，纳好矾石大如棋子一枚，消尽纳脂三两，和令相得，下之搅至凝，纳竹筒中，拔白发，以膏涂上，即生黑发。

发黄方：

腊月猪膏和羊屎灰、蒲灰等分敷之，三日一为，取黑止。

又方：

以醋煮大豆，烂，去豆，煎冷稠，涂发。

又方：

熊脂涂发梳之，散头床底，伏地一食顷即出，形尽当黑。用之不过一升。

染发方：

石榴三颗，皮叶亦得，针沙[4]如枣核许大，醋六升、水三升和药合煮，得一千沸即熟，灰汁洗干染之。

瓜子散：治头发早白，又主虚劳脑髓空竭，胃气不和，诸脏虚绝，血气不足，故令人发早白，少而筭发[5]，及忧愁早白，远视䀮䀮[6]，得风泪出，手足烦热，恍惚忘误，连年下痢，服之一年后大验。

瓜子一升　白芷去皮　当归　芎䓖　甘草炙，各二两

上五味捣筛为散，食后服方寸匕，日三，酒浆汤饮任性服之。一方有松子二两。

【注释】

①马鬐（qí）膏：又名马鬐头膏，为马脖子下面的皮下脂肪。鬐，马

的鬃毛。

②栉（zhì）发：梳理头发。

③乌麻：即黑脂麻，为胡麻科植物脂麻的黑色种子。性味甘平，补肝肾，润五脏。治肝肾不足，虚风眩晕，风痹、瘫痪，大便燥结，病后虚羸，须发早白，妇人乳少等。

④针沙：即针砂，为制钢针时磨下的细屑。

⑤少而筭（suàn）发：指头发稀少而枯槁。

⑥𥆧𥆧（huāng）：视物不清的样子。

卷第十二·养性

养性禁忌第一

论曰：张湛[①]称：养性缮写经方，在于代者甚众，嵇叔夜[②]论之最精，然辞旨[③]远不会近。余之所言，在其义与事归，实录以贻后代。不违情性之欢，而俯仰[④]可从；不弃耳目之好，而顾眄[⑤]可行。使旨约而赡广[⑥]，业少而功多，所谓易则易知，简则易从。故其大要：一曰啬神[⑦]，二曰爱气，三曰养形，四曰导引，五曰言论，六曰饮食，七曰房室，八曰反俗，九曰医药，十曰禁忌。过此以往，未之或知也。

《列子》曰：一体之盈虚消息，皆通于天地，应于物类。故阴气壮则梦涉大水而恐惧，阳气壮则梦涉大火而燔焫[⑧]，阴阳俱壮则梦生杀，甚饱则梦与，甚饥则梦取。是以浮虚为疾者则梦扬，沉实为疾者则梦溺，藉带[⑨]而寝者则梦蛇，飞鸟衔发者则梦飞，心躁者梦火，将病者梦饮酒歌舞，将衰者梦哭。是以和之于始，治之于终，静神灭想[⑩]，此养生之道备也。

【注释】

①张湛：东晋学者、玄学家、养生学家，字处度，高平（郡治在山东

省金乡县西北)人。

②嵇叔夜:即嵇康,字叔夜,三国曹魏时著名思想家、音乐家、文学家。正始末年与阮籍等竹林名士共倡玄学新风,主张“越名教而任自然”“审贵贱而通物情”,为“竹林七贤”的精神领袖。嵇康娶曹操曾孙女长乐亭主为妻,官至曹魏中散大夫,世称嵇中散。后因得罪钟会,为其诬陷,被司马昭处死,年仅三十九岁。

③辞旨:文辞意义。

④俯仰:原指低头仰头,此处比喻像低头仰头一般随意。

⑤顾眄(miǎn):转眼。

⑥旨约而赡(shàn)广:意义简明而应用广泛。赡,原指供养,此谓应用。

⑦啬神:敛神。

⑧燔焫(fán ruò):炙烤焚烧。

⑨藉带:卧在带子上。

⑩静神灭想:安静神志,消除杂念。

彭祖曰:每施泻讫,辄导引以补其虚。不尔,血脉髓脑日损,犯之者生疾病,俗人不知补泻之义故也。饮酒吐逆,劳作汗出,以当风卧湿,饱食大呼,疾走举重,走马引强[①],语笑无度,思虑太深,皆损年寿,是以为道者务思和理焉。口目乱心,圣人所以闭之;名利败身,圣人所以去之。故天老[②]曰:丈夫处其厚不处其薄,当去礼去圣,守愚以自养,斯乃德之源也。

彭祖曰:上士别床,中士异被;服药百裹,不如独卧。色使目盲,声使耳聋,味使口爽[③]。苟能节宣[④]其宜适,抑扬其通塞者,可以增寿。一日之忌者,暮无饱食;一月之忌者,暮无大醉;一岁之忌者,暮须远内;终身之忌者,暮常护气。夜饱损一日之寿,夜醉损一月之寿,一接[⑤]损一岁之寿,慎之。清旦初以左右手摩交[⑥]耳,从头上挽两耳,又引发,则面气通流,如此者令人头不白,耳不聋。又摩掌令热以摩面,从上向下二七过[7]，去皯气[8]，令人面有光，又令人胜风寒，时气寒热头痛百疾皆除。真人曰：欲求长生寿考[9]，服诸神药者，当须先断房室，肃斋沐浴熏香，不得至丧孝家及产乳处，慎之慎之。古之学道者所以山居者，良以此也。

【注释】

①走马引强：跑马拉弓。强，硬弓。

②天老：据传为黄帝臣子。

③口爽：味觉败坏，丧失。

④节宣：节制和宣泄。

⑤接：交接。

⑥交：交叉，这里指对侧。

⑦过：次。

⑧皯（gǎn）气：面部皮肤黧黑枯槁之气。

⑨寿考：即长寿。

老子曰：人欲求道，勿起五逆六不祥，凶。大小便向西一逆，向北二逆，向日三逆，向月四逆，仰视日月星辰五逆。夜半裸形一不祥，旦起瞋心二不祥，向灶骂詈三不祥，以足内火[1]四不祥，夫妻昼合五不祥，盗师父物六不祥。旦起常言善事，天与之福。勿言奈何及祸事，名请祸。慎勿床上仰卧，大凶。卧伏地，大凶。饱食伏地，大凶。以匙箸击盘，大凶。大劳行房室露卧，发癫病。醉勿食热，食毕摩腹能除百病。热食伤骨，冷食伤肺。热无灼唇，冷无冰齿。食毕行步踟蹰[2]，则长生，食勿大言大饱，血脉闭。卧欲得数转侧，冬温夏凉，慎勿冒之。大醉神散越，大乐气飞扬，大愁气不通。久坐伤筋，久立伤骨。凡欲坐，先解脱右靴履，大吉。用精令人气乏，多睡令人目盲，多唾令人心烦，贪美食令人泄痢。沐浴无常不吉，沐与浴同日凶，夫妻同日沐浴凶。说梦者凶。

凡日月蚀，救之吉，活千人，除殃活万人，与天地同功。日月薄蚀，大风大雨，虹霓[3]地动，雷电霹雳，大寒大雾，四时节变，不可交合阴阳，慎之。凡夏至后丙丁日，冬至后庚辛日，皆不可合阴阳，大凶。凡大月十七日，小月十六日，此名毁败日，不可交会，犯之伤血脉。凡月二日三日五日九日二十日，此生日也，交会令人无疾。凡新沐，远行及疲，饱食醉酒，大喜大悲，男女热病未瘥，女子月血新产者，皆不可合阴阳。热疾新瘥，交者死。

【注释】

①以足内火：用脚近火。

②踟蹰（chí chú）：心中犹疑，要走不走的样子。

③霓：彩虹的一种，也叫副虹，古代称之为雌虹。

老子曰：凡人生多疾病者，是风日之子；生而早死者，是晦日之子；在胎而伤者，是朔日之子；生而母子俱死者，是雷霆霹雳日之子；能行步有知而死者，是下旬之子；兵血死者[1]，是月水尽之子，又是月蚀之子；虽胎不成者，是弦望之子；命不长者，是大醉之子；不痴必狂者，是大劳之子；生而不成者，是平晓之子；意多恐悸者，是日出之子；好为盗贼贪欲者，是禺中[2]之子；性行不良者，是日中之子；命能不全者，是日昳[3]之子；好诈反妄者，是晡时之子；不盲必聋者，是人定[4]之子；天地闭气不通，其子死；夜半合阴阳，生子上寿贤明；夜半后合会，生子中寿，聪明智慧；鸡鸣合会，生子下寿，克父母。此乃天地之常理也。

天老曰：人禀五常形貌，而尊卑贵贱不等，皆由父母合会禀气寿也。得合八星阴阳，各得其时者，上也，即富贵之极；得合八星阴阳，不得其时者，中也，得中宫。不合八星阴阳，得其时者，下也，得下宫。不合此宿，不得其时者，则为凡人矣。合宿交会[5]者，非惟生子富贵，亦利身，大吉。八星者，室参井鬼柳张房心。一云凡宿也，是月宿所在此星，可以合阴阳。

【注释】

①兵血死者：因战争受伤而死的人。

②禺中：即“隅中”，指将近正午时分。

③日昳（dié）：是十二时之一，又名日跌、日央等，太阳偏西之时，即下午 1 点至 3 点。

④人定：夜深人静之时，即亥时，夜晚 9 点至 11 点。

⑤合宿交会：按照星宿主时的时间交会。

老子曰：人生大限①百年，节护者可至千岁，如膏用小炷之与大炷。众人大言而我小语，众人多繁而我小记，众人悖暴②而我不怒。不以不事累意，不临时俗之仪。淡然无为，神气自满。以此为不死之药，天下莫我知也③。勿谓暗昧，神见我形；勿谓小语，鬼闻我声。犯禁满千，地收人形。人为阳善，人自报之；人为阴善，鬼神报之。人为阳恶，人自治之，人为阴恶，鬼神治之。故天不欺人，示之以影；地不欺人，示之以响。人生天地气中，动作喘息，皆应于天，为善为恶，天皆鉴之。人有修善积德而遭凶祸者，先世之余殃也；为恶犯禁而遇吉祥者，先世之余福也。故善人行不择日，至凶中得凶中之吉，入恶中得恶中之善；恶人行动择时日，至吉中反得吉中之凶，入善中反得善中之恶。此皆目然之符④也。

老子曰：谢天地父母法，常以辰巳日黄昏时天晴日净，扫宅中甲壬丙庚之地⑤，烧香北向稽首⑥三过，口勿语，但心中言耳。举家皆利。谢默云：曾孙某乙，数负黄天⑦之气象，上帝之始愿，合家男女大小前后所犯罪过，请为削除凶恶。在后进善人某家，大小身神安，生气还。常以此道大吉利，除祸殃。

老子曰：正月朔晓，亦可于庭中向寅地⑧再拜，咒曰：洪华，洪华，受大道之恩，太清玄门，愿还某去岁之年。男女皆三过自咒。常行此道，可以延年。

论曰：神仙之道难致，养性之术易崇。故善摄生者常须慎于忌讳，勤于服食，则百年之内不惧于夭伤也。所以具录服饵方法，以遗后嗣云。

【注释】

①大限：寿命。

②悖暴：强暴。

③莫我知也：即“莫知我也”，宾语前置。

④目然之符：眼见的报应。

⑤甲壬丙庚之地：即东北南西四方之地。

⑥稽（qǐ）首：指古代汉族跪拜礼，为九拜中最隆重的一种，常为臣子拜见君父时所用，其方法为：跪下并拱手至地，头也至地。

⑦黄天：即皇天，对天的尊称。

⑧寅地：东北方。

养性服饵第二　方三十七首

茯苓酥　主除万病，久服延年方：

取山之阳茯苓，其味甘美；山之阴茯苓，其味苦恶。拣得之，勿去皮，去皮刀薄切，曝干，蒸令气溜，以汤淋之，其色赤味苦。淋之不已，候汁味甜便止。曝干捣筛，得茯苓三斗。取好酒大斗一石、蜜一斗，和茯苓，未令相得，纳一石五斗瓮中，熟搅之百遍，密封之，勿令泄气，冬月五十日，夏月二十一日。酥浮于酒上，接取酥，其味甘美如天甘露，可作饼大如手掌，空屋中阴干，其色赤如枣。饥食一饼，终日不饥。此仙人度人荒世药。取酒封闭以下药，名茯苓酥。

杏仁酥　主万病，除诸风虚劳冷方：

取家杏仁，其味甜香，特忌用山杏仁。山杏仁慎勿用，大毒害人也。

家杏仁一石，去尖皮两仁者，拣完全者，若微有缺坏，一颗不得用。微火炒，捣作细末，取美酒两石研杏仁，取汁一石五斗上一味，以蜜一斗拌杏仁汁，煎极令浓，与乳相似，纳两硕瓮[①]中搅之，密封泥，勿令泄气，与上茯苓酥同法。三十日看之，酒上出酥也。接取酥纳瓷器中封之，取酥下酒，别封之。团其药如梨大，置空屋中，作阁安之，皆如饴铺状，甚美，服之令人断谷。

地黄酒酥　令人发白更黑，齿落更生，髓脑满实，还年却老，走及奔马，久服有子方：

粗肥地黄十石，切捣取汁三石　麻子一石，捣作末，以地黄汁研取汁二石七斗　杏仁一石，去皮尖两仁者，捣作末，以麻子汁研取汁二石五斗　曲末三斗

上四味以地黄等汁浸七日，候沸，以米三石分作三分，投[②]下馈[③]一度，以药汁五斗和馈酿酒，如家酝酒[④]法，三日一投，九日三投，熟讫，蜜封三七日。酥在酒上，其酥色如金，以物接取，可得大升九升酥，然后下篘[⑤]取酒封之。其糟令服药人食之，令人肥悦，百病除愈。食糟尽，乃服药酒及酥，一服酒一升、一匙酥，温酒和服之。惟得吃白饭芜菁，忌生冷醋滑猪鸡鱼蒜。其地黄滓曝使干，更以酒三升和地黄滓捣之，曝干作饼服之。

【注释】

①硕瓮：大瓮。

②投：通“酘”，酒酿一遍为一酘。

③馈（fēn）：蒸饭。

④酝（yùn）酒：酿酒。

⑤篘（chōu）：用竹子编的滤酒器。

造草酥方：

杏仁一斗，去皮尖两仁者，以水一斗研绞取汁　粗肥地黄十斤，熟捣，绞取汁一斗　麻子一斗，末之，以水一斗研绞取汁

上三味，汁凡三斗，著曲一斤、米三斗，酿如常酒，味是正熟，出以瓮盛之，即酥凝在上。每服取热酒和之，令酥消尽服之，弥佳。

真人服杏子，丹玄隐士学道断谷，以当米粮方：

上粳米三斗，净淘沙，炊作饭，干曝，硙[1]纱筛下之　杏仁三斗，去尖皮两仁者，曝干捣，以水五升研之，绞取汁，味尽止

上二味，先煎杏仁汁令如稀面糊，置铜器中，纳粳米粉如稀粥，以煻火[2]煎，自旦至久，搅勿停手，候其中水气尽则出之，阴干纸贮。欲用以暖汤二升纳药如鸡子大，置于汤中，停一炊久，啖食任意取足服之。

服天门冬丸方：

凡天门冬苗作蔓有钩刺者是，采得当以醋浆水煮之，湿去心皮，曝干捣筛，以水蜜中半和之，仍更曝干，又捣末，水蜜中半和之，更曝干。每取一丸含之，有津液辄咽之，常含勿绝，行亦含之，久久自可绝谷。禁一切食，惟得吃大麦。

【注释】

①硙（wèi）：指磨，使物粉碎。

②煻火：灰火。

服黄精方：

凡采黄精，须去苗下节，去皮，取一节，隔二日增一节，十日服四节，二十日服八节，空腹服之。服讫不得漱口，百日以上节食，二百日病除，二年四体调和。忌食酒、肉、五辛、酥油，得食粳米、糜粥、淡食，除此之外，一物不得入口。山居无人之地法，服时卧食勿坐食，坐服即入头，令人头痛。服讫经一食顷乃起，即无所畏。

凡服乌麻，忌枣栗胡桃，得食淡面，余悉忌。行道持诵作劳远行，端坐三百日，一切病除。七日内宜数见秽恶，于后即不畏损人矣。

服芜菁子主百疾方：

芜菁子一斗四升　薤白十两

上二味，煮芜菁子，曝干，捣筛，切薤白和蒸半日，下捣一千一百三十杵，捻作饼，重八两。欲绝谷，先食乃服，三日

后食三饼，以为常式。尽更合食，勿使绝也。

华佗云母丸子　三人丸方：

云母粉　石钟乳炼　白石英　肉苁蓉　石膏　天门冬去心　人参　续断　昌蒲　菌桂　泽泻　秦艽　紫芝　五加皮　鹿茸　地肤子　署预　石斛　杜仲炙　桑上寄生细辛　干地黄　荆花　柏叶　赤箭　酸枣仁　五味子　牛膝　菊花　远志去心　萆薢　茜根　巴戟天　赤石脂　地黄花　枸杞　桑螵蛸　菴蔄子[①]　茯苓　天雄炮，去皮　山茱萸　白术　菟丝子　松实　黄芪　麦门冬去心　柏子仁　荠子　冬瓜子　蛇床子　决明子　菥蓂子[②]　车前子

上五十三味皆用真新好者，并等分，随人多少，捣下细筛，炼白蜜和为丸如梧子。先食服十丸，可至二十丸，日三。药无所忌，当勤相续，不得废缺，百日满愈疾，久服延年益寿，身体轻强，耳目聪明，流通荣卫，补养五脏，调和六腑，颜色充壮，不知衰老。茜根当洗去土，阴干，地黄、荆花至时多采曝干，欲用时相接，取二石许乃佳也。吾尝服一两剂，大得力，皆家贫不济乃止。又时无药足，缺十五味，仍得服之。此药大有气力，当须预求，使足服而勿缺，又香美易服，不比诸药。

【注释】

①菴蔄（ān lǘ）子：菊科蒿属植物菴蔄的果实。性味苦、辛，温。有行瘀、祛湿之效。用于血瘀经闭，产后停瘀腹痛，跌打损伤，身体诸痛。

②菥蓂（xī mì）子：中药名，为十字花科植物菥蓂的种子，具有明目、祛风湿之功效，用于目赤肿痛，障翳胬肉，迎风流泪，风湿痹痛。

周白水侯散　主心虚劳损，令人身轻目明，服之八十日，百骨间寒热除，百日外无所苦，气力日益，老人宜常服之，大验方：

远志五分，去心　白术七分　桂心一两　人参三分　干姜一两　续断五分　杜仲五分，炙　椒半两，汗　天雄三分，炮　茯苓一两　蛇床仁三分

附子三分，炮，去皮　防风五分　干地黄五分　石斛三分　肉苁蓉三分　栝楼根三分　牡蛎三分，熬　石韦三分，去毛　钟乳一两，炼　赤石脂一两　桔梗一两　细辛一两　牛膝三分

上二十四味，捣筛为散，酒服钱五匕，服后饮酒一升，日二，不知，更增一钱匕，三十日身轻目明。

济神丸方：

茯神　茯苓　桂心　干姜各四两　菖蒲　远志去心　细辛　白术　人参各三两　甘草二两，炙　枣膏八两

上一十一味皆捣筛，炼蜜和，更捣万杵。每含一丸如弹丸，有津咽之尽，更含之。若食生冷宿食不消，增一丸；积聚结气，呕逆，心腹绞痛，口干胀，醋咽[①]吐呕，皆含之。绝谷者服之学仙，道士含之益心力，神验。

彭祖松脂方：

松脂五斤，灰汁煮三十遍，浆水煮三十遍，清水煮三十遍　茯苓五斤，灰汁煮十遍，浆水煮十遍，清水煮十遍　生天门冬五斤，去心皮，曝干，捣作末　真牛酥三斤，炼三十遍　白蜜三斤，煎令沫尽　蜡三斤，炼三十遍

上六味捣筛，以铜器重汤上，先纳酥，次下蜡，次下蜜，候消讫，次下诸药，急搅之勿住手，务令大匀，讫，纳瓷器中密封，勿令泄气。先一日不食，欲食须吃好美食，令大饱，然后绝食，即服二两，二十日后服四两，又二十日服八两。细丸之，以得咽中下为度。第二度服四两为初，二十日又服八两，又二十日服二两。第三度服八两为初，以后二十日服二两，又二十日服四两，合二百八十日药成。自余服三丸将补，不服亦得，常以酥蜜消息[②]美酒一升为佳。又合药须取四时王相，特忌刑杀厌及四激休废等日，大凶。

【注释】

①醋咽：即吞酸。

②消息：斟酌。

守中方：

白蜡一斤，炼之，凡二升酒为一度，煎却恶物，凡煎五遍　丹砂四两，细研　蜜一斤，炼之极净

上三味合丸之如小枣大，初一日服三丸，三日服九丸，如此至九日止。

茅山[①]仙人服质多罗[②]方出益州导江县并茂州山中：

此有三种，一者紫花根八月采，二者黄花根亦黄四月采，三者白花九月采。上三种功能一种不别，依法采根，干已捣筛，旦暖一合酒和方寸匕，空腹服之，待药消方食，日一服，不可过之。忌昼日眠睡。三十匕为一剂，一月服。

第二方：

蜜半合　酥半合

上二味暖之，和方寸匕服之。一法蜜多酥少，一方以三指撮为定。主疗诸风病，禁猪肉、豉等，食之即失药力。

第三方：

取散五两，生胡麻脂三升半投之，微火暖之勿令热，旦接取上油一合，暖，空肚服之，日一服，油尽取滓服之。主偏风、半身不遂，并诸百病，延年不老。

第四方：

暖水一合和三指撮，空腹日一服。主身羸瘦及恶疮癣疥，并诸风。

第五方：

暖牛乳一升，和方寸匕服之，日一服。主女人绝产无子，发白更黑。

第六方：

暖浓酪浆[③]一合，和方寸匕服之，日一服。主膈上痰饮，水气诸风。

第七方：

以牛尿一合，暖，和方寸匕服之，遣四人搦[④]脚手，令气息

通流。主五种癫，若重者，从少服渐加至一匕。若候身作金色，变为少年，颜若桃李，延年益寿。

上件服药时，皆须平旦空腹服之，以静密室中，不得伤风及多语戏笑作务等事，所食桃李粳米及新春粟，禁一切鱼肉豉陈臭等物，得食乳酪油。其药功说不能尽，久服神仙，八十老人状如少年。若触药发时身体胀满，四肢强直，俱赤脱却衣裳，向火炙身得汗出，瘥。

【注释】

①茅山：一座道教名山，位于江苏省镇江市、句容市与金坛交界处，是道教上清派的发源地，被道家称为“上清宗坛”。有“第一福地，第八洞天”之美誉。

②质多罗：即印度菩提树。

③酪浆：用马、羊、牛等乳炼成的食品，即乳浆。

④搦（nuò）：按，此处指按摩。

服地黄方：

生地黄五十斤

上一味捣之，以水三升绞取汁，澄去滓，微火上煎减半，即纳好白蜜五升、枣脂一升，搅令相得乃止。每服鸡子大一枚，日三服，令人肥白美色。

又方：

生地黄十斤

上一味细切，以淳酒二斗浸，经三宿，出曝令干，又浸酒中直令酒尽，又取甘草、巴戟天、厚朴、干漆、覆盆子各一斤，各捣下筛和之，饭后酒服方寸匕，日三服，加至二匕，使人老者还少，强力无病延年。《千金》无甘草。

作熟干地黄法：

别采地黄，去须叶及细根，捣绞取汁，以渍肥者，著甑中，土及米无在[①]以盖其上，蒸之一时出，曝燥，更纳汁中又蒸之一时，

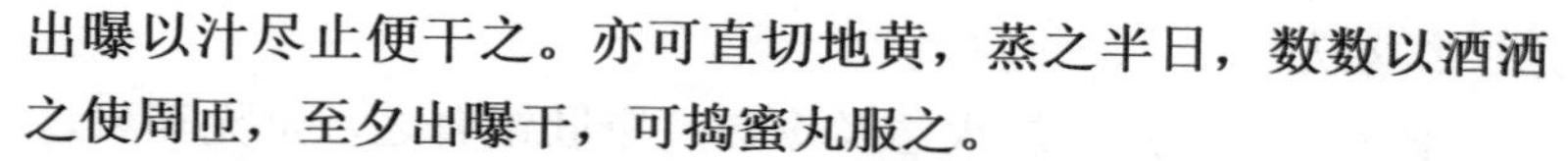

出曝以汁尽止便干之。亦可直切地黄，蒸之半日，数数以酒洒之使周匝，至夕出曝干，可捣蜜丸服之。

种地黄法并造：

先择好肥地黄赤色虚软者，选取好地深耕之，可于腊月预耕冻地弥佳，择肥大地黄根切断，长三四分至一二寸许，一斛可种一亩，二月三月种之，作畦畤[②]相去一尺，生后随后锄壅及数芸之，至九月十月视其叶小衰乃掘取，一亩得二十许斛。择取大根水净洗，其细根及翦头尾辈亦洗之，日曝令极燥小胋[③]，乃以刀切长寸余，白茅覆甑下蒸之，密盖上，亦可囊盛土填之，从旦至暮。当日不尽者，明日又择取蒸之，先时已捣其细碎者，取汁于铜器中煎之可如薄饴，将地黄纳汁中周匝出，曝干，又纳之汁尽止。率百斤生者合得三十斤。取初八月九月中掘者，其根勿令太老，强蒸则不消尽，有筋脉。初以地黄纳甑中时，先用铜器承其下，以好酒淋洒地黄上令匝，汁后下器中，取以并和煎汁最佳也。

【注释】

①无在：都可以，没有差别。

②畦畤（qí zhì）：田园中分成的小地块。

③胋（zhù）：皱缩。

王乔[①]轻身方：

茯苓一斤　桂心一斤

上二味捣筛，炼蜜和，酒服如鸡子黄许大，一服三丸，日一服。

不老延年方：

雷丸　防风　柏子仁

上三味等分，捣筛为散，酒服方寸匕，日三。六十以上人亦可服二匕，久服延年益精补脑，年未六十太盛勿服。

饵黄精法：

取黄精，以竹刀剔去皮，自仰卧生服之，尽饱为度，则不头痛。若坐服则必头痛难忍。少食盐及一切咸物，佳。

饵术方：

取生术削去皮，炭火急炙令热，空肚饱食之，全无药气，可以当食，不假山粮，得饮水，神仙秘之勿传。

服齐州长石法　主羸瘦不能食，疗百病方：

马牙石[②]一名乳石，一名牛脑石，本草名长石

上取黄白明净无瑕纇[③]者，捣，密绢下，勿令极筛，恐太粗。以一石米合纳一石水中，于铜器中极搅令浊，澄少时，接取上汁如清浆水色，置一大器中澄如水色，去水，纳滓于白练袋中，盛经一宿，沥却水如造烟脂法，出，日中曝令干，仍白练袋盛之，其袋每一如掌许大，厚薄亦可，于三斗米下蒸之再遍，曝干，以手挼之，令众手研之即成，擎出。每以酒服一大匙，日三服，即觉患瘥。若觉触，以米汁煮滓石一鸡子大，煮三沸，去滓顿服之，夏月不能服散者，服汤亦佳。石出齐州历城县。药疗气，痰饮，不下食，百病羸瘦皆瘥。

【注释】

①王乔：即王子乔，古代传说中的仙人。

②马牙石：即马牙硝。结晶后晶体较大的含有结晶水的芒硝。无色晶体，易溶于水。用于制革、制玻璃、制碱工业等，也用作泻药。

③瑕纇：瑕疵，缺陷。

服杏仁法：

主损心吐血，因即虚热，心风健忘，无所记忆，不能食，食则呕吐，身心颤掉[①]，痿黄羸瘦，进服补药入腹呕吐并尽，不服余药，还吐至死，乃得此方。服一剂即瘥，第二剂色即如初也。

杏仁一升，去尖皮及两仁者，熬令色黄，末之　茯苓一斤，末之　人参五两，末之　酥二斤　蜜一升半

上五味纳铜器中微火煎，先下蜜，次下杏仁，次下酥，次下茯苓，次下人参，调令均和，则纳于瓷器中。空肚服之一合，

稍稍加之，以利为度，日再服。忌鱼肉。

有因读诵思义，坐禅[2]及为外物惊恐，狂走失心方：

酥二两　薤白一握，切

上二味，捣薤千杵，温酥和搅，以酒一盏服之，至三七日服之佳。得食枸杞、菜羹、薤白，亦得作羹。服讫而仰卧，至食时乃可食也。忌面，得力者非一。

镇心丸　主损心不能言语，心下悬急苦痛，举动不安，数数口中腥，客热心中，百病方：

防风五分　人参五分　龙齿五分　芎䓖一两　铁精一两　当归一两　干地黄五分　黄芪一两　麦门冬五分，去心　柏子仁一两　桂心一两　远志五分，去心　白鲜皮三分　白术五分　雄黄一两，研　昌蒲一两　茯苓一两　桔梗一两　干姜五分　光明砂一两，研　钟乳半两，研

上二十一味捣筛，炼蜜和，饮服梧子大五丸，渐加至十五丸，日二服，稍加至三十丸。慎腥臭等，常宜小进食为佳，宜吃酥乳，倍日将息。先须服汤，汤方如下：

玄参三两　干地黄三两　黄芪三两　地骨皮三两　苁蓉三两　丹参五两　牛膝三两　五味子三两　麦门冬三两，去心　杏仁二两，去皮尖　细辛三两　磁石五两　生姜三两，切　茯苓三两　橘皮二两　韭子半升　柴胡二两，去苗

上一十七味㕮咀，以水三斗煮取三升，分为三服，后三日乃更进丸，时时食后服。服讫即仰卧少时，即左右卧及数转动，须腰底安物令高，亦不得过久，斟酌得所[3]，不得劳役身心气力。服药时干食即且停一日，食讫用两三口浆水饮压之。服药时有异状貌起，勿怪之。服丸后二日风动，药气冲头，两眼赤痛。久而不瘥者，依状疗之。法取枣根直入地二尺者白皮一握，水一升煮取半升，一服即愈。

【注释】

①颤掉：发抖。

②坐禅：佛教徒每日修行的功课。

③得所：得宜。

五参丸　主治心虚热，不能饮食，食即呕逆，不欲闻人语方：

人参一两　苦参一两半　沙参一两　丹参三分　玄参半两

上五味捣筛，炼蜜和为丸。食讫饮服十丸如梧子大，日二，渐加至二十丸。

治损心吐血方：

芎䓖二两　葱白二两　生姜二两，切　油五合　椒二合，汗　桂心一两豉三合　白粳米四合

上八味㕮咀芎桂二味，以水四升煮取二升，纳米油，又煎取一升，去滓顿服。慎面。

正禅方：

春桑耳　夏桑子　秋桑叶

上三味等分，捣筛，以水一斗煮小豆一升，令大熟，以桑末一升和煮微沸，著盐豉服之，日三服，饱服无妨。三日外稍去小豆，身轻目明，无眠睡，十日觉远智通，初地禅服二十日到二禅定，百日得三禅定，累一年得四禅[1]定，万相皆见，坏欲界，观境界如视掌中，得见佛性。

服昌蒲方：

二月八日采取肥实白色节间可容指者，多取阴干，去毛距，择吉日捣筛百日，一两为一剂，以药四分、蜜一分半，酥和如稠糜柔弱，令极匀，纳瓷器中，密封口，埋谷聚中一百日。欲服此药，须先服泻药，吐利讫，取王相日[2]旦空肚服一两，含而咽之。有力能消，渐加至三二两。服药至辰巳间药消讫，可食粳米乳糜，更不得吃饮食。若渴，惟得饮少许熟汤。每日止一服药，一顿食，若直[3]治病瘥止。若欲延年益寿，求聪明益智者，宜须勤久服之。修合服食，须在静室中。勿喜出入及昼睡，一生须忌羊肉熟葵。又主癥癖，咳逆上气，痔漏病，最良。又令人肤体肥充，老者光泽，发白更黑，面不皱，身轻目明，行疾如风，填骨髓，益精气，服一剂寿百岁。天竺摩揭陀国[4]王舍城邑

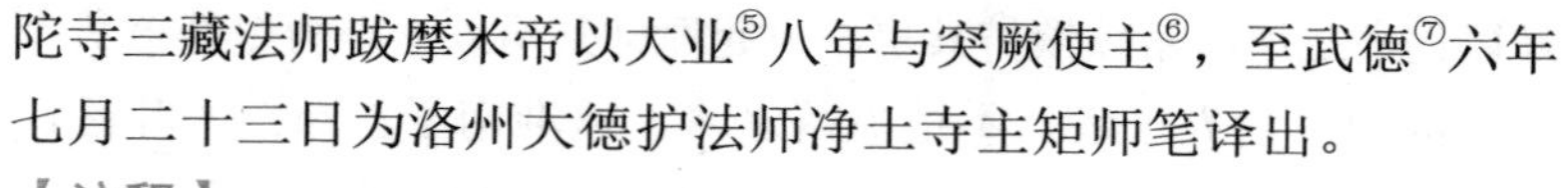

陀寺三藏法师跋摩米帝以大业[5]八年与突厥使主[6]，至武德[7]六年七月二十三日为洛州大德护法师净土寺主矩师笔译出。

【注释】

①四禅：佛教术语，亦称“四禅定”“四禅天”。初禅定叫离生喜乐，二禅叫定生喜乐，三禅叫离喜得乐，四禅叫舍念清净。这四个禅定境界，也就是修佛法的功夫境界。

②王相日：王日和相日。王日为四时正王之辰，即春寅、夏巳、秋申和冬亥。相日为四时象气之辰，即春巳、夏申、秋亥和冬寅。王日和相日都是吉辰。

③直：只是。

④天竺摩揭陀国：即古印度摩伽陀国，其地在今印度比哈尔邦南部。

⑤大业：是隋炀帝杨广的年号，公元 605 年—617 年，历时 12 年多。

⑥使主：唐派往一道的节度使。

⑦武德：是唐高祖的年号，也是唐朝的第一个年号，公元 618 年—626 年。

养老大例第三　论三首

论曰：人之在生，多诸难遘[1]，兼少年之时，乐游驰骋，情敦放逸，不至于道，倏然[2]白首，方悟虚生，终无所益。年至耳顺之秋[3]，乃稀[4]餐饵，然将欲颐性[5]，莫测据依，追思服食者于此二篇中求之，能庶几于道，足以延龄矣。语云：人年老有疾者不疗，斯言失矣。缅寻圣人之意，本为老人设方。何则，年少则阳气猛盛，食者皆甘，不假医药，悉得肥壮；至于年迈，气力稍微，非药不救。譬之新宅之与故舍，断可知矣。

论曰：人年五十以上，阳气日衰，损与日至，心力渐退，忘前失后，兴居怠惰，计授皆不称心，视听不稳，多退少进，日月不等，万事零落，心无聊赖，健忘嗔怒，情性变异，食饮无味，寝处不安。子孙不能识其情，惟云大人老来恶性，不可咨谏[6]。

是以为孝之道，常须慎护其事，每起速称其所须，不得令其意负不快。故曰：为人子者，不植见落之木。《淮南子》曰：木叶落，长年悲。夫栽置卉木，尚有避忌，况俯仰之间，安得轻脱乎。

论曰：人年五十以去，皆大便不利，或常苦下痢。有斯二疾，常须预防。若秘涩[7]，则宜数食葵菜等冷滑之物；如其下痢，宜与姜韭温热之菜。所以老人于四时之中，常宜温食，不得轻之。老人之性，必恃其老，无有藉在，率多骄恣，不循轨度，忽有所好，即须称情。即晓此术，当宜常预慎之。故养老之要，耳无妄听，口无妄言，身无妄动，心无妄念，此皆有益老人也。又当爱情，每有诵念，无令耳闻，此为要妙耳。又老人之道，常念善无念恶，常念生无念杀，常念信无念欺。养老之道，无作博戏，强用气力，无举重，无疾行，无喜怒，无极视，无极听，无大用意，无大思虑；无吁嗟，无叫唤，无吟吃，无歌啸，无啈啼[8]，无悲愁，无哀恸，无庆吊，无接对宾客，无预局席[9]，无饮兴。能如此者，可无病长寿，斯必不惑也。又常避大风大雨大寒大暑大露霜霰雪旋风恶气，能不触冒者，是大吉祥也。凡所居之室，必须大周密，无致风隙也。夫善养老者，非其书勿读，非其声勿听，非其务勿行，非其食勿食。非其食者，所谓猪豚鸡鱼蒜鲙[10]生肉生菜白酒大醋大咸也。常学淡食，至如黄米小豆，此等非老者所宜食，故必忌之。常宜轻清甜淡之物，大小麦面粳米等为佳。又忌强用力咬啮坚硬脯肉，反致折齿破龈之弊。人凡常不饥不饱，不寒不热，善行住坐卧言谈语笑寝食，造次之间能行不妄失者，则可延年益寿矣。

【注释】

①难遘（gòu）：遭遇困难。

②倏（shū）然：忽然。

③耳顺之秋：六十岁的年纪。

④稀：同“希”，减少。

⑤颐性：养性。

⑥咨谏：规劝。

⑦秘涩：大便干结涩滞难出。

⑧哼（hèng）啼：放声大哭。哼，表示厉害，发狠之声。

⑨预局席：参加宴席。预，参加，参预。

⑩鲙（kuài）：鱼鲙，鱼细切作的肴馔。

养老食疗第四　方一十七首　论五首

论曰：卫汜[①]称扁鹊云：安身之本，必须于食；救疾之道，惟在于药。不知食宜者，不足以全生；不明药性者，不能以除病。故食能排邪而安脏腑，药能恬神养性以资四气。故为人子者，不可不知此二事。是故君父有疾，期[②]先命食以疗之，食疗不愈，然后命药。故孝子须深知食药二性，其方在《千金方》第二十六卷中。

论曰：人子养老之道，虽有水陆百品珍羞，每食必忌于杂，杂则五味相挠，食之不已，为人作患。是以食啖鲜肴，务令简少。饮食当令节俭，若贪味伤多。老人肠胃皮薄，多则不消，彭亨[③]短气，必致霍乱。夏至以后，秋分以前，勿进肥浓羹臛酥油酪等，则无他矣。夫老人所以多疾者，皆由少时春夏取凉过多，饮食太冷，故其鱼脍、生菜、生肉、腥冷物多损于人，宜常断之。惟乳酪酥蜜，常宜温而食之，此大利益老年。虽然，卒多食之，亦令人腹胀泄痢，渐渐食之。

论曰：非但老人须知服食将息节度，极须知调身按摩，摇动肢节，导引行气。行气之道，礼拜[④]一日勿住，不得安于其处以致壅滞。故流水不腐，户枢不蠹，义在斯矣。能知此者，可得一二百年。故曰：安者非安，能安在于虑亡；乐者非乐，能乐在于虑殃。所以老人不得杀生取肉以自养也。

【注释】

①卫汜：即前文提到的卫汎。

②期：希望。

③彭亨：腹部胀大貌。

④礼拜：致礼于所信仰的神佛。

耆婆[①]汤　主大虚冷风羸弱，无颜色方：一云酥蜜汤。

酥一斤，炼　生姜一合，切　薤白三握，炙令黄　酒二斤　白蜜一斤，炼　油一升　椒一合，汗　胡麻仁一升　橙叶一握，炙令黄　豉一升　糖一升

上一十一味，先以酒渍豉一宿，去滓，纳糖蜜油酥于铜器中，煮令匀沸，次纳薤姜煮令熟，次下椒橙叶胡麻煮沸，下二升豉汁，又煮一沸出，纳瓷器中密封，空腹吞一合，如人行十里更一服，冷者加椒。

服乌麻方：

纯黑乌麻及旃檀[②]色者，任多少与水拌令润，勿使太湿，蒸令气遍即下，曝干再蒸，往反九蒸九曝讫，捣去皮作末，空肚水若酒服二方寸匕，日二服。渐渐不饥绝谷，久服百病不生，常服延年不老，耐寒暑。

蜜饵　主补虚，羸瘦乏气力方：

白蜜二升　腊月猪肪脂一升　胡麻油半升　干地黄末一升

上四味合和，以铜器重釜煎令可丸，下之，服如梧桐子三丸，日三，稍加，以知为度，久服肥充益寿。

服牛乳补虚破气方：

牛乳三升　荜拨半两，末之，绵裹

上二味，铜器中取三升水和乳合，煎取三升，空肚顿服之，日一，二七日除一切气。慎面猪鱼鸡蒜生冷。张澹云：波斯国[③]及大秦[④]甚重此法，谓之悖散汤。

猪肚补虚羸乏气力方：

肥大猪肚一具，洗如食法　人参五两　椒一两，汗　干姜一两半　葱白七两，细切　粳米半升，熟煮

上六味下筛合和相得，纳猪肚中缝合，勿令泄气，以水一斗半微火煮令烂熟，空腹食之，兼少与饭，一顿令尽，可服四五剂，极良。

论曰：牛乳性平，补血脉，益心，长肌肉，令人身体康强润泽，面目光悦，志气不衰。故为人子者，须供之以为常食，一日勿缺，常使恣意充足为度也，此物胜肉远矣。

【注释】

①耆婆：古印度神医名。

②旃（zhān）檀：即檀香。旃，赤色。

③波斯国：古国名，即今伊朗。

④大秦：即古罗马帝国。

服牛乳方：

钟乳一斤上者，细研之如粉　人参三两　甘草五两，炙　干地黄三两　黄芪三两　杜仲三两，炙　苁蓉六两　茯苓五两　麦门冬四两，去心　薯预六两　石斛二两

上一十一味捣筛为散，以水五升先煮粟，采七升为粥，纳散七两搅令匀，和少冷水，牛渴饮之令足，不足更饮水，日一。余时患渴，可饮清水。平旦取牛乳服之，生熟任意。牛须三岁以上七岁以下，纯黄色者为上，余色者为下。其乳常令犊子饮之，若犊子不饮者，其乳动气，不堪服也。其乳牛净洁养之，洗刷饮饲，须如法用心看之。慎蒜猪鱼生冷陈臭等物。

有人频遭重病，虚羸不可平复，以此方补之甚效，其方如下：

生枸杞根细切，一大斗，以水一大石煮取六斗五升，澄清　白羊骨一具

上二味合之，微火煎取五大升，温酒服之，五日令尽，不是小小补益。一方单用枸杞根。慎生冷醋滑油腻七日。

补五劳七伤虚损方：

白羊头蹄一具，以草火烧令黄赤，以净绵急塞鼻　胡椒一两　荜拨一两　干姜一两　葱白一升，切　香豉二升

上六味，先以水煮羊头蹄骨半熟，纳药更煮令大烂，去骨，空腹适性食之，日食一具，满七具止。禁生冷铅丹瓜果肥腻，及诸杂肉湿面白酒粘食大蒜一切畜血，仍慎食大醋滑五辛陈臭猪鸡鱼油等七日。

疗大虚羸困极方：

取不中水猪肪一大升，纳葱白一茎，煎令葱黄止，候冷暖如人体，空腹平旦顿服之令尽，暖盖覆卧，至日晡后乃食白粥

稠糜。过三日后服补药，其方如下：

羊肝一具，细切　羊脊骨膑肉[①]一条，细切　曲末半升　枸杞根十斤，切，以水三大斗煮取一大斗，去滓

上四味合和，下葱白、豉汁调和羹法，煎之如稠糖，空腹饱食之，三服。时慎食如上。

补虚劳方：

羊肝肚肾心肺一具，以热汤洗肚，余细切之　胡椒一两　荜拨一两　豉心半升　葱白两握，去心，切　犁牛酥一两

上六味合和，以水六升缓火煎取三升，去滓，和羊肝等并汁皆纳羊肚中，以绳急系肚口，更别作一绢袋，稍小于羊肚，盛肚煮之，若熟乘热出，以刀子并绢袋刺作孔，沥取汁，空肚顿服令尽，余任意分作食之。若无羊五脏，羊骨亦可用之。其方如下：

羊骨两具，碎之

上以水一大石，微火煎取三斗，依食法任性作羹粥面食。

不食肉人油面补大虚劳方：

生胡麻油一升　浙粳米泔清一升

上二味微火煎尽泔清乃止，出贮之，取三合，盐汁七合，先以盐汁和油令相得，溲面一斤，如常法作馎饦[②]，煮五六沸，出置冷水中，更漉出盘上令干，乃更一叶叶掷沸汤中，煮取如常法，十度煮之，面熟乃尽，以油作臛浇之，任饱食。

乌麻脂　主百病虚劳，久服耐寒暑方：

乌麻油一升　薤白三升

上二味，微火煎薤白令黄，去滓，酒服一合，百日充肥，二百日老者更少，三百日诸病悉愈。

【注释】

①膑（yín）肉：夹脊肉。

②馎饦（bó tuō）：中国的一种传统水煮面食。

服石英乳方：

白石英十五两，捣石如米粒，以绵裹密帛盛

上一味，取牛乳三升、水三升，煎取三升，顿服之，日一度。可二十遍煮乃一易之，捣筛，以酒三升，渍二七日服之。常令酒气相接，勿至于醉，以补人虚劳，更无以加也，有力能多服一二年弥益。凡老人旧患眼暗者，勿以酒服药，当用饮下之。目暗者，能终不与酒蒜，即无所畏耳。

论曰：上篇皆是食疗而不愈，然后命药，药食两攻，则病无逃矣，其服饵如下。

大黄芪丸　主人虚劳百病，夫人体虚多受劳，黄芪至补劳，是以人宜将服之方：

黄芪　柏子仁　天门冬去心　白术　干地黄　远志去心　泽泻　暑预　甘草炙　人参　石斛　麦门冬去心　牛膝　杜仲炙　薏苡仁　防风　茯苓　五味子　茯神　干姜　丹参　肉苁蓉　枸杞子　车前子　山茱萸　狗脊　萆薢　阿胶炙　巴戟天　菟丝子覆盆子

上三十一味各一两，捣筛，炼蜜丸。酒服十丸，日稍加至四十丸。性冷者，加干姜、桂心、细辛二两，去车前子、麦门冬、泽泻；多忘者，加远志、昌蒲二两；患风者，加独活、防风、芎䓖二两；老人，加牛膝、杜仲、萆薢、狗脊、石斛、鹿茸、白马茎[①]各二两。无问长幼，常服勿绝。百日以内慎生冷醋滑猪鸡鱼蒜油腻陈宿郁浥[②]，百日后惟慎猪鱼蒜生菜冷食，五十以上虽暑月三伏时亦忌冷饭，依此法可终身常得，药力不退。药有三十一味，合时或少一味两味，亦得且服之。

彭祖延年柏子仁丸　久服强记不忘方：

柏子仁五合　蛇床子　菟丝子　覆盆子各半升　石斛　巴戟天各二两半　杜仲炙　茯苓　天门冬去心　远志各三两，去心　天雄一两，炮，去皮　续断　桂心各一两半　昌蒲　泽泻　暑预　人参　干地黄山茱萸各二两　五味子五两　钟乳三两，成炼者　肉苁蓉六两

上二十二味捣筛，蜜和，丸如桐子大。先食服二十丸，稍加至三十丸。先斋五日乃服药。服后二十日齿垢稍[③]去，白如银；

四十二日面悦泽；六十日瞳子黑白分明，尿无遗沥；八十日四肢偏润，白发更黑，腰背不痛；一百五十日意气如少年。药尽一剂，药力周至，乃入房内。忌猪、鱼、生冷、醋滑。

紫石英汤　主心虚惊悸，寒热百病，令人肥健方：

紫石英十两　白石英十两　白石脂三十两　赤石脂三十两　干姜三十两

上五味㕮咀，皆完用，二石英各取一两，石脂等三味各取三两，以水三升合，以微火煎，宿勿食，分为四服，日三夜一，服后午时乃食。日日依前秤取昨日药，乃置新药中共煮，乃至药尽常然。水数一准新药，尽讫常添水，去滓服之，满四十日[④]止。忌酒肉。药水皆用大升秤取，汁亦用大升。服汤讫即行，勿住坐卧，须令药力遍身，百脉中行。若大冷者，春秋各四十九日服，令疾退尽。极须澄清服之。

论曰：此汤补虚，除痼冷，莫过于此，能用之有如反掌，恐学者谓是常方，轻易而侮之。若一剂得瘥即止，若服多令人大热，即须服冷药压之，宜审而用之。

【注释】

①白马茎：即白马的阴茎。

②陈宿郁浥：陈久腐败的（食物）。

③稍：逐渐。

④满四十日：方中前药仅够十日，故此方当用四剂。

卷第十三·避谷

服茯苓第一　方六首

服茯苓方：

茯苓粉五斤　白蜜三斤　柏脂七斤，炼法在后上三味合和，丸如梧桐子。服十丸，饥者增数服之，取不饥乃止服。吞一丸，不复服谷及他果菜也，永至休粮。饮酒不得，但得饮水。即欲求升仙者，常取杏仁五枚，㕮咀，以水煮之为汤，令沸去滓以服药，亦可和丹砂药中令赤服之。又若却欲去药食谷者，取消石、葵子等熟治之，以粥服方寸匕，日一，四日内日再服，药去，稍稍食谷葵羹，太良。

又方：

茯苓三斤　白蜡二斤　大麻油三升　松脂三斤

上四味，微火先煎油三沸，纳松脂令烊，次纳蜡，蜡烊纳茯苓，熟搅成丸乃止。服如李核大一丸，日再，一年延年，千岁不饥。

又方：

茯苓二斤　云母粉二斤　天门冬粉二斤　羊脂五斤　麻油三斤　蜜五斤　白蜡三斤　松脂十斤，白者

上八味纳铜器中，微火上煎令相得，下火和令凝紫色乃止。欲绝谷，先作五肉稻粮食五日，乃少食，三日后丸此药，大如弹丸。日三服，一日九丸不饥，饥则食此止，却百二十日复食九丸，却三岁复食九丸，却十二年复食九丸，如此寿无极。可兼食枣脯，饮水无苦。还下药取消石一升、葵子一升，以水三升，煮取一升，日三，服八合，亦可一升，药下乃食一合米粥，日三，三日后，日中三合。

又方：

茯苓去皮

上以淳酒渍，令淹，密封十日，出之如饵可食，甚美，服方寸匕，日三，令人肥白，除百病，不饥渴，延年。

又方：

茯苓粉五斤　白蜜三升

上二味渍铜器中，瓷器亦得，重釜煎之，数数搅不停。候蜜竭出，以铁臼捣三万杵，日一服三十丸如梧子，百日病除，二百日可夜书，二年后役使鬼神，久服神仙。

避谷[1]延年千岁方：

松脂　天门冬去心　茯苓　蜡　蜜各一升

上五味，以酒五升，先煎蜜、蜡三沸，纳羊脂三沸，纳茯苓三沸，纳天门冬相和，服三丸如李子，养色还白，以杏仁一升纳之为良。

【注释】

①避谷：今作辟谷，源自道家养生中的“不食五谷”，是古人常用的一种养生方式。它源于先秦，流行于唐朝，又称却谷、去谷、绝谷、绝粒、却粒、休粮等。传统的辟谷分为服气辟谷和服药辟谷两种主要类型。服气辟谷主要是通过绝食、调整气息（呼吸）的方式来进行，其效用目前缺乏科学依据；服药辟谷则是在不吃主食（五谷）的同时，通过摄入其他辅食（坚果、中草药等），对身体机能进行调节。

服松柏脂第二　方二十首　论一首

采松脂法：

常立夏日伐松横枝指东南者，围二三尺，长一尺许，即日便倒顿于地，以器其下承之，脂自流出三四过，使以和药。此脂特与生雄黄相宜，若坚强者，更著酒中火上消之，汁出，著冷酒中引之，乃暖和雄黄。衡山松脂膏，常以春三月入衡山之阴，取不见日月之松脂，炼而食之，即不召自来，服之百日耐寒暑，二百日五脏补益，服之五年即王母见诸名山。所生三百六十五山，其可食者独满谷阴怀中耳，其谷正从衡山岭直东四百八十里，当横揵正石横其岭东北，行过其南入谷五十里穷穴，有石城白鹤，其东方有大石四十余丈，状如白松，下二丈有小穴，可入山，有丹砂可食也。其南方阴中有大松，大三十余围，有三十余株，不见日月，皆可服也。

取破松脂法：

以日入时破其阴以取其膏，破其阳以取其脂，等分食之，可以通神灵。凿其阴阳为孔，令方寸深五寸，还以皮掩其孔，无令风入，风入不可服也。以春夏时取之，取之讫，封塞勿泄，以泥涂之。东北行至丹砂穴下有阴泉水，可饮之。此洪农[①]车君以元封[②]元年入此山，食松脂十六年，复下居长安东市，又在上谷牛头谷，时往来至秦岭上，年常如三十者。

取松脂法：

斫取老枯肥松，细擘长尺余，置甑中蒸之，满甑，脂下流入釜[③]中，数数接取脂，置水中凝之，尽更为。一日可得数十斤，枯节益佳。

又法：

取枯肥松细破，于釜中煮之，其脂自出，接取置冷水中凝之，引之则成。若以五月就木取脂者，对刻木之阴面为二三刻，刻可得数升，秋冬则依煮法取。勿煮生松者，少脂。

炼松脂法：

松脂二十斤为一剂，以大釜中著水，加甑其上，涂际勿泄，加茅甑上为藉，复加生土茅上，厚一寸，乃加松脂于上，炊以桑薪，汤灭添水，接取停于冷水中，凝更蒸之如前法，三蒸毕，止。脂色如白玉状，乃用和药，可以丸菊花、茯苓服之。每更蒸易土如前法。以铜锣[④]承甑下，脂当入锣中如胶状，下置冷水中，凝更蒸。欲出铜器于釜中时，预置小绳于脂中，乃下停于水中凝之，复停于炭，须臾乃四过皆解，乃可举也。尽更添水，以意斟酌其火，勿太猛，常令不绝而已。

又方：

治松脂以灰汁煮之，泻置盆水中，须臾凝，断取，复置灰中煮之。如此三反[⑤]，皆易水成矣。

一法：

炼松脂十二过易汤。不能者，五六过亦可服之。

炼松脂法：

薄淋桑灰汁，以煮脂一二沸，接取投冷水中引之，凝复更煮，凡十过脂则成。若强者，复以酒中煮三四过则柔矣。先食服一两，日三，十日不复饥，饥更服之，一年后夜如白日，久服去百病。禁一切肉咸菜鱼酱盐等。

又方：

松脂十斤

上用桑薪灰汁二石纳釜中，加甑于上，甑中先铺茅，次铺黄砂土可三寸，蒸之，脂少间流入釜中，寒之凝，接取复蒸如前三上，更以清水代灰汁，复如前三上，去水，更以阴深水一石五斗煮甘草三斤，得一石汁，去滓，纳牛酥二斤，加甑釜上，复炊如前，令脂入甘草汁中凝，接取复蒸，夕下，如此三上即成，苦味皆去，甘美如饴膏。服如弹丸，日三，久服神仙不死。

又方：

好松脂一石　石灰汁三石

上二味，于净处为灶，加大釜，斩白茅为藉[6]，令可单[7]止，以脂纳甑中炊之；令脂自下入釜，尽去甑；接取纳冷水中，以扇扇之，两人引之三十过，复蒸如前，满三遍，三易灰汁，复以白醋浆三石炼之三过，三易醋浆也，复以酒炼之一过，亦如上法讫，以微火煎之，令如饴状，服之无少长。

又方：

松脂二斤半，水五升煎之，汁黄浊，出投冷水中，如是百二十上，不可以为率，四十入汤辄一易汤，凡三易汤且成，软如泥，其色白，乃可用治。下茯苓一斤，纳药中搅令相得，药成置冷地，可丸，丸如杏核。日吞三丸，十日止，自不欲饮食。当炼松脂无令苦，乃用耳。

又方：

松脂七斤，以桑灰汁一石，煮脂三沸，接置冷水中，凝复煮之，凡十遍，脂白矣。为散三两，分为三服，十两以上不饥，饥复服之。一年以后，夜视目明，久服不死。

论曰：炼松脂，春夏可为，秋冬不可为，绝谷治癞[8]第一。

欲食即勿服。亦去三尸[9]。

粉松脂法：

松脂十斤，丹黍[10]灰汁煮沸，接置冷水中二十过，即末矣。亦可杂云母粉丸以蜜，服之良。

服松脂法：

欲绝谷，服三两。饥复更服，取饱而止，可至一斤。不绝谷者，服食一两。先食，须药力尽乃余。食错者，即食不安而吐也。久服延年，百病除。

又方：

松脂十斤　松实三斤　柏实三斤　菊花五升

上四味下筛，蜜和，服如梧子三十丸，分为三服。一百日以上，不复饥。服之一年，百岁如三十四十者，久服寿同天地。

又方：

桑寄生蒸之令熟，调和以炼松脂，大如弹丸，日一丸，即不饥。

服法：以夏至日取松脂，日食一升，无食他物，饮水自恣，令人不饥，长服可以终身不食。河南少室山有大松，取阴处断之，置器中蒸之，膏自流出，炼出去苦气，白蜜相和食之，日一升，三日后服如弹丸，渴饮水，令人不老，取无时。

又方：

松脂五斤　羊脂三斤

上二味，先炼松脂令消，纳羊脂，日服博棋一枚，不饥，久服神仙。

守中方与前别：

白松脂七斤，三遍炼　白蜡五斤　白蜜三升　茯苓粉三斤

上三味合蒸一石米顷，服如梧子十丸，饥复取服，日一丸。不得食一切物，得饮酒，不过一合，斋戒。㕮咀五香，以水煮一沸，去滓，以药投沸中。又欲致神女者，取茅根治取汁以和之，蒸服之，神女至矣。

又方：

松脂桑灰炼百遍，色正白，复纳之饴蜜中，数反出之，服二丸如梧子，百日身轻，一年玉女来侍。

取柏脂法：

五月六日刻其阳二十株，株可得半升，炼服之。欲绝谷者增之至六两，不绝谷者一两半。禁五辛鱼肉菜盐酱。治百病，久服炼形延年。炼脂与炼松脂法同。

【注释】

①洪农：当作“弘农”。汉朝至北宋期间长期设置的一个县级行政区划，始终是弘农郡的治所，但是其所在地有迁移，位置在今天河南省灵宝市东北黄河沿岸。

②元封：汉武帝刘彻年号，公元前110年—前105年。

③釜（fǔ）：一种古代器物，圆底而无足，必须安置在炉灶之上或是以其他物体支撑煮物，釜口也是圆形，可以直接用来煮、炖、煎、炒等，可视为锅的前身。

④铜锣：亦名“沙锣”，一种打击乐器，古人行军时又作为盥洗用具。

⑤三反：重复三遍。

⑥藉：铺，垫。

⑦单：疑应为“箪”，也作“篦”，意为蒸笼中的隔屉。

⑧癞：麻风病。

⑨三尸：指道教的三尸神。尸者，神主之意。道教认为，人体有上中下三个丹田，各有一神驻跸其内，统称“三尸”，也叫三虫、三彭、三尸神、三毒。当人死亡后，三尸则从人的尸体脱离出来，变为游离状态，其形象为人生前形象，称之为“鬼”。

⑩丹黍：红色的黍子，即高粱。

服松柏实第三　方一十九首

凡采柏子以八月，过此零落，又喜蠹虫[1]，顿取之又易得也，当水中取沉者。八月取，并房曝干末，服方寸匕，稍增至五合，或日一升半。欲绝谷，恣口取饱，渴饮水。一方柏子服不可过五合。

凡采松实，以七月未开时采之。才开口，得风便落，不可见也。松子宜陈者佳。

绝谷升仙不食法：

取松实末之，服三合，日三，则无饥。渴饮水，勿食他物，百日身轻，日行五百里，绝谷升仙。

服松子法：

治下筛，服方寸匕，日三四，或日一升半升，能多为善，二百日以上日行可五百里。一法服松子不过三合。

松子丸　松子味甘酸，益精补脑，久服延年不老，百岁以上颜色更少，令人身轻悦泽方：

松子、菊花等分，以松脂若蜜丸，服如梧子十丸，日三，可至二十丸，亦可散服二方寸匕，日三，功能与前同。

又方：

松柏脂及实各等分，丸以松脂，服之良。

服松叶令人不老，身生毛皆绿色，长一尺，体轻气香，还年变白，久服以绝谷不饥，渴饮水。服松叶，亦可粥汁服之。初服如恶，久自便。亦可干末，然不及生服。

服松叶法：

细切餐之，日三合，令人不饥。

又方：

细切之如粟，使极细，日服三合，四时皆服。生叶治百病，轻身益气，还白延年。

又方：

四时采，春东、夏南、秋西、冬北方，至治，轻身益气，令人耐[②]风寒，不病痹，延年。

高子良服柏叶法：

采无时，以叶切置甑中令满，覆盆甑，著釜上蒸之三石米顷，久久益善。蒸讫，水淋百余过讫，阴干；若不淋者，蒸讫便阴干。

服一合，后食，日三服。势力少，稍增，从一合始至一升。令人长生益气，可辟谷不饥，以备厄还山隐无谷。昔庞伯宁、严君平[③]、赵德凤、唐公房[④]等修道佐时也，世遭饥运，又避世隐峨眉山中，饥穷欲死，适与仙人高子良、五马都相遭，以此告之，皆如其言，尽共服之，卒赖其力皆度厄。后以告道士进同得其方，遂共记之。

又方：

取大盆，纳柏叶著盆中，水渍之，一日一易水，易水者状瓮出水也，如是七日以上若二七日为佳，讫，覆盆蒸之，令气彻便止。曝干下筛末一石，以一斗枣膏溲，如作干饭法，服方寸匕，日三，以水送，不饥，饥即服之，渴饮水。以山居读诵气力不衰，亦可济凶年。

仙人服柏叶减谷方：

柏叶取近上者，但取叶，勿杂枝也，三十斤为一剂，常得好不津器纳柏叶于中，以东流水渍之，使上有三寸，以新盆覆上，泥封之，三七日出，阴干，勿令尘入，中干便治之下筛；以三升小麦净择，纳著柏叶汁中，须封五六日乃出，阴干燥，复纳之，封五六日出，阴干令燥，磨之下筛；又取大豆三升，炒令熟取黄，磨之下筛。合三物搅调相得，纳韦囊[⑤]中盛之，一服五合，用酒水无在，日三，食饮无妨。治万病，病自然消，冬不寒，颜色悦泽，齿脱更生，耳目聪明，肠实。服此，食不食无在。

又方：

取柏叶三石，熟蒸曝干，下簁；大麦一升，熬令变色，细磨之。都合和，服多少自任，亦可作粥服之，可稍稍饮酒。

又方：

取柏叶二十斤著盆中，以东流水渍三七日，出曝干；以小麦一斗渍汁三四日，出曝干，熬令香，柏叶亦然；盐一升亦熬之令黄。三味捣下筛，以不中水猪膏二斤细切，著末中搅，复筛之，先食服方寸匕，日三匕，不用食良，亦可兼服之。

又方：

取阴地柏叶，又取阴面皮㕮咀，蒸之，以釜下汤灌之，如是至三，阴干百日，下筛，大麦末、大豆末三味各一斤，治服方寸匕，日三，以绝谷不食，除百病，延年。

又方：

柏叶三石熟煮之，出置牛筥[6]中以汰[7]之，令水清乃止，曝干，以白酒三升溲叶，微火蒸之，熟一石米顷息火，复曝干；治大麦三升熬令变色，细治曝捣叶，下筛，合麦屑中，日服三升，以水浆若酒送之，止谷疗病，避温疠恶鬼，久久可度世。

又方：

柏叶十斤，以水四斗，渍之一宿，煮四五沸，漉出去汁，别以器搁之干；以小麦一升渍柏叶汁中，一宿出，曝燥，复纳之令汁尽；取盐一升、柏叶一升、麦一升熬令香，合三味末之，以脂肪一片合溲，酒服方寸匕，日三，病自消减，十日以上便绝谷。若乘骑，取一升半水饮之，可以涉道路不疲。

休粮散方：

侧柏一斤，生　乌豆　麻子各半升，炒

上三味捣拌，空心冷水服方寸匕。

【注释】

①蠹（dù）虫：咬器物的昆虫，即蛀虫。

②耐：耐受。

③严君平：原名庄君平，东汉班固著《汉书》，因避汉明帝刘庄讳，改写为严君平。名遵，字君平，蜀郡成都市人，西汉晚期道家学者，思想家。

④唐公房：汉代城固人，王莽居摄二年（7）曾为郡吏，据传说后遇真人授药后成仙。

⑤韦囊：皮革制的袋子。

⑥牛筥（jǔ）：喂牛的竹筐。

⑦汰：清洗。

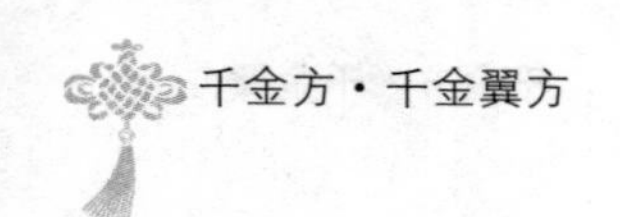

酒膏散第四　方六首　论一首

仙方凝灵膏：

茯苓三十六斤　松脂二十四斤　松仁十二斤　柏子仁十二斤

上四味炼之，捣筛，以白蜜两石四斗纳铜器中，微火煎之一日一夜，次第下药，搅令相得，微微火之，七日七夕止。可取丸如小枣，服七丸，日三。若欲绝谷，顿服取饱，即不饥，身轻目明，老者还少，十二年仙矣。

初精散方：

茯苓三十六斤　松脂二十四斤　钟乳一斤

上三味为粉，以白蜜五斗搅令相得，纳埴器[①]中，固其口，阴干百日，出而粉之，一服三方寸匕，日三服，一剂大佳，不同余药。

论曰：凡欲服大药，当先进此一膏一散，然后乃服大药也。

五精酒　主万病，发白反黑，齿落更生方：

黄精四斤　天门冬三斤　松叶六斤　白术四斤　枸杞五斤

上五味皆生者纳釜中，以水三石煮之一日，去滓，以汁渍曲如家酝法，酒熟取清，任性饮之，一剂长年。

白术酒方：

白术二十五斤

上一味㕮咀，以东流水两石五斗不津器[②]中渍之二十日，去滓，纳汁大盆中，夜候流星过时，抄己姓名置盆中，如是五夜，汁当变如血，取以渍曲如家酝法，酒熟取清，任性饮之，十日万病除，百日白发反黑，齿落更生，面有光泽，久服长年。

枸杞酒方：

枸杞根一百斤

上一味切，以东流水四石煮之一日一夕，去滓，得一石汁，渍曲酿之如家酝法，酒熟取清，置不津器中，取。

干地黄末一升　桂心末一升　干姜末一升　商陆根末一升　泽泻末一升　椒末一升

上六味盛以绢袋，纳酒中，密封口，埋入地三尺，坚覆上二十日，沐浴，整衣冠，向仙人再拜讫开之，其酒当赤如金色。平旦空肚服半升为度，十日万病皆愈，二十日瘢痕灭。恶疾人以一升水和半升酒，分五服，服之即愈。若欲食石者，取河中青白石如枣杏仁者二升，以水三升煮一沸，以此酒半合置中，须臾即熟可食。

灵飞散方：

云母粉一斤　茯苓八两　钟乳七两　柏仁七两　桂心七两　人参七两　白术四两　续断七两　菊花十五两　干地黄十二两

上一十味捣筛，以生天门冬十九斤，取汁溲药，著铜器中蒸之，一石二斗黍米下，出曝干捣筛，先食服方寸匕，日一服。三日力倍，五日血脉充盛，七日身轻，十日面色悦泽，十五日行及奔马，三十日夜视有光，七十日头发尽落，故齿皆去。更取二十匕，白蜜和捣二百杵，丸如梧子，作八十一丸，皆映彻如水精珠，欲令发齿时生者，日服七丸，三日即生。若发未白不落者，且可服散如前法；已白者，饵药至七年乃落。入山日服七丸，则绝谷不饥。

【注释】

①坩（jì）器：陶器。

②不津器：不渗水的容器。

服云母第五　方三首　论一首

云母粉法：

云母取上上白泽者细擘，以水净淘，漉出蒸之，一日一夜下之，复更净淘如前，去水令干。率云母一升，盐三升，消石一斤，和云母捣之一日至暮，取少许掌上泯著[①]，不见光明为熟。

出安盆瓮中，以水渍之令相得，经一炊久，澄去上清水，徐徐去之尽，更添水如前，凡三十遍易水，令淡如水味，即漉出，其法一如研粉，澄取淀，然后取云母淀，徐徐坐绢袋中，滤著单上，曝令干即成矣。云母味甘平，无毒，主治死肌，中风寒热，如在船车上，除邪气，安五脏，益子精，明目下气，坚肌续绝，补中，五劳七伤，虚损少气，止利，久服轻身延年，强筋脉，填髓满，可以负重，经山不乏，落齿更生，瘢痕消灭，光泽人面，不老，耐寒暑，志高，可至神仙。此非古法，近出东海卖盐女子，其女子年三百岁，貌同笄女[②]，常自负一笼盐重五百余斤。如斯得效者，其数不一，可验神功矣。

又方：

云母擘薄，淘净去水余湿，沙盆中研万万遍，以水淘澄取淀。见此法即自保爱，修而服之，勿泄之，勿泄之。凡服云母秘涩不通者，以芜菁菹汁下之即通，秘之。

用云母粉法：

热风汗出，心闷，水和云母浴之，不过再，瘥。劳损汗出，以粉摩之，即定，以粳米粥和三方寸匕服之。疳湿䘌疮，月蚀[③]，粳米粥和三方寸匕服之，以一钱匕纳下部中，取瘥。止下脱病，粳米粥和三方寸匕，服之七日，慎血食、五辛、房室、重作务。赤白痢积年不瘥，服三方寸匕，不过一两即瘥，寸白虫者，服一方寸匕，不过四服。带下，服三方寸匕，三五服瘥。金疮，一切恶疮，粉涂之，至瘥止，疽疥癣亦然。风疠者，服三方寸匕，取瘥。痔病，服三方寸匕，慎房室、血食、油腻。淋病，服三方寸匕。又一切恶疮，粉和猪脂涂之。头疮秃癣，醋酒洗去痂，以粉涂之，水服三方寸匕百日，慎如前。

论曰：凡服粉治百病，皆用粳米粥和服之，慎房室、五辛、油腻、血食、劳作。若得云母，水服之一升，长年飞仙。

云母水　主除万病，久服长年神仙方：

云母二十斤，细擘　芒消十斤　露水一石　崖蜜二斤上四味，先取露水八斗作沸汤，分半淘汰云母再遍，漉出，以露水二斗温之，纳芒消令消，置木器中，纳云母讫，经三七日出之令燥，以水渍之；粗皮令软作袋，纳云母袋中，急系口，两人揉挺之，从寅至午勿住，出之，密绢筛末，余不下者，更纳袋中，揉挺如初，筛下，总可得五斤，以崖蜜[4]和搅令如粥，纳薄削筩[5]中，漆固口，埋舍北阴中，深六七尺，筑土令平，一百二十日出之，皆成水。旦温水一合和云母一合，向东服，日三，水寒温自任，服十日小便当黄，此先除劳气风疢[6]也，二十日腹中寒癖皆消，三十日龋齿除者更生，四十日不畏风寒，五十日诸病皆愈，颜色日少，久服不已，长年神仙。

【注释】

①泯著：涂抹。泯，通“抿”，擦拭。

②笄（jī）女：年方十五的女子。笄，一种簪子，用来插住挽起的头发。古时女子在十五岁时行笄礼，以示成年，可以嫁人。

③月蚀：即月蚀疮，又名旋耳疮，一种发生于耳根部的湿疮类疾病，大约相当于现在的耳后湿疹。

④崖蜜：蜂蜜的一种，又叫石蜜。

⑤筩（tǒng）：竹筒。

⑥风疢（chèn）：即风病。疢，病。

服水第六　论一首　法七首

论曰：夫天生五行，水德最灵。浮天以载地，高下无不至。润下为泽，升而为云，集而为雾，降而为雨。故水之为用，其利博哉。可以涤荡滓秽，可以浸润焦枯。寻之莫测其涯，望之莫睹其际。故含灵受气，非水不生；万物禀形，非水不育。大则包禀天地，细则随气方圆。圣人方之，以为上善。余尝见真人有得水仙者，不睹其方。武德中，龙赍此一卷《服水经》授余，乃披玩[1]不舍昼夜。其书多有蠹坏，文字颇致残缺，因暇隙[2]寻其义理，集成一篇。好道君子勤而修之，神仙可致焉。

第一服水法：

凡服水之法，先发广大心，仍救三途[3]大苦，普度法界[4]含生[5]，然后安心服之。经曰：服水以死为期，决得不疑。然后办一瓦杯受一升，择取四时王相甲子开除满之日，并与身本命相生之日，候天地大时无一云气，日未出时，清净沐浴，服鲜净衣，烧香礼十方诸佛及一切圣贤仙人天真，乞大鸿恩，乃向东方取水，以水置器中，候日出地，令水与日同时得三杯，杯各受一升，咒之三遍，向日以两手捧水当心，面向正东方并脚而立，先扣齿鸣天鼓[6]三通，乃以口临水上，密诵咒一三五七遍，极微微用力乃细细咽之，想三咽在左厢下，三咽在右厢下，三咽处中央下，周而复始。但是服即作此法咽水，服一杯，踟蹰消息，徐徐行二十步乃回，更服一杯讫，更徐徐行四十步乃回，更饮一杯，复行八十步乃止。勿烦多饮，亦不得少也。常烧众名香，至心念佛，凡有所证悟境界，一切状貌，不得执著，乃真事向人道说。此则是初起首服水法，杯用桑杯，瓦亦得。其咒曰：干元亨利正，九种吾生，日月与吾并。吾复不饥，复不渴，赖得水以自活。金木水火土，五星之气，六甲[7]之精，三真天仓，浊云上盈。黄父赤子，守中无倾，急急如律令。每服皆用此咒咒之，三杯杯各三遍，乃细缓缓徐徐服之。

细服五色水法：

经曰：白黄黑水，服法如前。唯有青水一法，服满三匕，日中思食。鬼神遍在身中，从人索食，当如法与之。绝中五谷，多食枣栗。诈称鬼亲附说人，慎勿信之。但当以法调和，以时及节。

服赤水方：

赤向生气所宜之方，三杯三咒，拱手心念口言，诵偈曰：金木水火土，五精六府，一切识藏。欲服之时，专心注下。初服之时，如似浆气，三七日如甘露味，亦当食枣栗一升。七日食虫渐发，三尸亦盛，思美饮食，遍缘一切世间，当发善念。相续五七日中，二食枣栗，水方渐强增长，颜色怡悦，气力异常。更须加口水当渐少，日月渐盈，肤体汗皺，渐渐剥落，眼目精明，亦少睡眠，心开意解，但如法慎护。心若不至诚，内连六识[8]，外为鬼神侵绕其心。念青帝神守护水精五七日。脚弱，心意不定，但当正念重加神司土父神后五藏君名，众邪杂鬼如法而去。六七日后独善解音乐，不得礼拜，省习诵，养气力，勿嗔怒嫉妒，勿调气，省睡眠。

却鬼咒法：

咒曰：然摩然摩，波悉谛苏若摩竭状闍提。若梦若想，若聪明易解，常用此咒法去之。

服水禁忌法：

经曰：凡服水忌用铜铁器，唯用垍器。初起手时，忌阴云大雨大风大雾，天地不明，皆凶。凡服水，禁陈米、臭豉、生冷、醋滑、椒姜，一切众果悉不得食。又不得至丧孝产乳之家，五辛之气亦不得闻，一切脂腻血食菜茹悉不得食也。凡服水四七日后，乍闻琴声歌啸，悉不得容受，资身悦乐，音声博戏，皆不得执。渐渐通泰，以洪大道。五色水法皆同于此也。世间之法，音声触、五谷触、丧孝触、产妇触、射利触、善友触、恶人名闻触、恶名触，皆当谨慎之。

服水节度法：

经曰：凡服水，七日中渐止醋滑，亦渐省食。七日满取枣栗食，经二日后乃更服之；二七日后食虫渐发，更食枣栗一升；三七日后思食，更服栗枣二升；四七日后食虫思食欲死，脚弱不能行步；五七日水力渐盈，颜色更好，气力异常；六七日中能步不止，随意东西；七七日中心解异义，耳闻异声，必不得贪，著义亦有悲欣慈旨；八七日中守尸；九七日中尸臭自然，远离不乐，世间五脏诸病悉得除愈；十七日中髓脑众脉皮肤汗皺一切悉愈，眼目精明，心想分别，无事不知；千日后中表内外以五脏渐缩渐小，众毒不害，人精水神渐来附人；七年肠化为筋，髓化为骨，火不能烧，水不能漂，居在水中与水同色，在水底与地无异，居山泽间，远视之者独如山雷。此服黄黑水法。用水法，井泉清流悉得用之。雷字疑。

服水大例法：

经曰：凡服水以死为期，必得无疑。信因信果，正真其心，闻法欢喜，不生疑惑。又曰：凡服水讫，男先举左足，向阳左行；女先举右足，向阴右行。男奇妇偶。

凡服水法，立饮之，不得坐饮；欲细细而缓，不得粗粗而急；杯受一升，每一服必三杯；服辄一回徐行，三杯三回。若少兼食者，杯受一升，如是三杯。凡服水，上行一百三十步，中行一百二十步，下行六十步。水重难得气力，善将其宜而不失其所者，一百日水定，周年水盈，四十年气二百倍。游形自在，高原陆地与水等无差异，颜色皎然。四十年肠化为筋，髓化为骨。凡服水，八十以下十岁以上皆得服之，若小者当加枣栗。枣栗法：上根[9]者从初七至四七止，中根者从初七至八七止，下根者从初七至十七乃至十七十二七止。后有中下根者，一周晬将补，乃始休息。上利根之人，一服如甘露；中根之人，再服如甘露；下根之人，四服如甘露；极下根者，六服如甘露。上利根者一服二七日，中根者过七日乃至十日，下根者服日再服七日。又有上利根者，延日三倍；中利根者，延日一倍；下利根者，才不当日。又有上品人修戒定，过去业强，中品人见在修业强，下品人以死为期，必得无疑，信向三宝[10]。中根有三品，中上品当闻知此宝法，欲长年服大升一石二石，即得不死；中中品习其行，比智殖业，当服此药，广行誓愿；中下品少有嫉妒及以惰慢，亦具五盖三毒[11]，起罪心因，国土荒乱，人民饥馑，刀兵劫起，思服此药以免。下根有三品，睡眠无觉想，不善音乐，亦玩博戏，又无聪慧，瞪瞢不了，须人教呵，中品人小复远人，下品人居大深山，乃得服耳。

【注释】

①披玩：分析，研习。

②暇隙：空闲。

③三途：佛教术语，指地狱、饿鬼、畜生三途。

④法界：佛教术语，指整个宇宙现象界。

⑤含生：有生命的。

⑥鸣天鼓：我国流传已久的一种自我按摩保健方法，意即击探天鼓。两手掌心紧按两耳外耳道，两手的食指、中指和无名指分别轻轻敲击脑后枕骨，然后掌心掩按外耳道，手指紧按脑后枕骨不动再骤然抬离，这时耳中有放炮样声响。

⑦六甲：紫微垣的六颗星。

⑧六识：在佛教中，眼识、耳识、鼻识、舌识、身识、意识为六识，其与六根、六尘，合称为十八界。

⑨上根：即上智。

⑩三宝：佛教称佛、法、僧为三宝。

⑪三毒：佛教以贪欲、嗔恚、愚痴为三毒。

卷第十四·退居

论曰：人生一世，甚于过隙[①]，役役随物[②]，相视俱尽，不亦哀乎。就中养卫得理，必免夭横之酷。若知进而不知退，知得而不知丧，嗜欲煎其内，权位牵其外，其于过分内热之损，胡[③]可胜言，况乎身灭覆宗之祸，不绝于世哉。今撰退居[④]养志七篇，庶无祸败夭横之事，若延年长生，则存乎别录，高人君子宜审思之。

【注释】

①过隙：“白驹过隙”的省文，比喻时光易逝。

②役役随物：为身外之物所役使而劳顿。

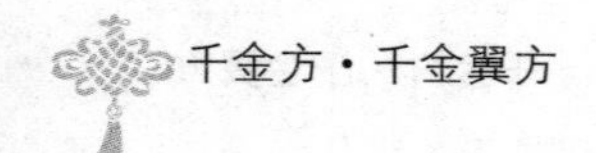

③胡：同“何”，怎么。

④退居：退职闲居。

择地第一

山林深远，固是佳境，独往则多阻，数人则喧杂。必在人野相近，心远地偏，背山临水，气候高爽，土地良沃，泉水清美，如此得十亩平坦处，便可构居。若有人功，可至二十亩，更不得广。广则营为关心[①]，或似产业，尤为烦也。若得左右映带，岗阜形胜，最为上地。地势好，亦居者安，非他望也。

【注释】

①营为关心：操心经管。

缔创第二

看地形向背，择取好处，立一正屋三间，内后牵其前梁稍长，柱令稍高，椽上著栈，栈讫上著三四寸泥，泥令平，待干即以瓦盖之。四面筑墙，不然堑垒[①]，务令厚密，泥饰如法。须断风隙，拆缝门窗，依常法开后门。若无瓦，草盖令厚二尺，则冬温夏凉。于檐前西间作一格子房以待客，客至引坐，勿令入寝室及见药房，恐外来者有秽气，损人坏药故也。若院外置一客位，最佳。堂后立屋两间，每间为一房，修泥一准正堂，门令牢固。一房著药，药房更造一立柜，高脚为之，天阴雾气，柜下安少火，若江北则不须火也；一房著药器，地上安厚板，板上安之，著地土气恐损。正屋东去屋十步，造屋三间，修饰准上，二间作厨，北头一间作库，库内东墙施一棚，两层，高八尺，长一丈，阔四尺，以安食物。必不近正屋，近正屋则恐烟气及人，兼虑火烛，尤宜防慎。于厨东作屋二间，弟子家人寝处，于正屋西北立屋二间，通之，前作格子，充料理晒曝药物，以篱[②]院隔之。又于正屋后三十步外立屋二间，椽梁长壮，柱高间阔，以安药炉，更以篱院隔之，外人不可至也。西屋之南立屋一间，引檐中隔著门，安功德，充念诵入静[3]之处。中门外，水作一池，可半亩余，深三尺，水常令满，种芰荷菱芡[4]，绕池岸种甘菊，既堪采食，兼可阅目怡闲也。

【注释】

①堑垒：挖沟筑墙。堑，壕沟。

②篱：篱笆。

③入静：一种道家修炼方法。修炼者静处一室，屏去左右，澄神静虑，无思无营，冀以接天神。

④芰（jì）荷菱芡：菱角、荷花、芡实。

服药第三

人非金石，况犯寒热雾露，既不调理，必生疾疠，常宜服药，避外气，和脏腑也。平居服五补七宣丸、钟乳丸，量其性冷热虚实，自求好方常服。其红雪三黄丸、青木香丸、理中丸、神明膏、陈元膏、春初水解散、天行茵陈丸散，皆宜先贮之，以防疾发，忽有卒急不备难求。腊日合一剂乌膏、楸叶膏，以防痈疮等。若能服食，尤是高人。世有偶学合炼，又非真好，或身婴朝绂[1]，心近名利，如此等辈，亦何足言。今退居之人，岂望不死羽化[2]之事，但免外物逼切，庶几全其天年。然小小金石事，又须闲解[3]神精丹防危救急，所不可缺耳。伏火丹砂保精养魂，尤宜长服。伏火[4]石硫黄救脚气，除冷癖，理腰膝，能食有力。小还丹愈疾去风。伏火磁石明目坚骨。火炼白石英、紫石英，疗结滞气块，强力坚骨。伏火水银压热镇心。金银膏养精神，去邪气。此等方药，固宜留心功力，各依本草。其余丹火以冀神助，非可卒[5]致。有心者亦宜精恳，傥遇其真[6]。

【注释】

①身婴朝绂（fú）：身穿朝服，此处引申为在朝为官。婴，戴，穿。绂，

系官印的丝带。

②羽化：古代修道士修炼成仙，跳出生死轮回、生老病死，谓之"羽化"。

③闲解：熟解，通晓。闲，通"娴"。

④伏火：炼制外丹的一种方法。指将矿石药加热处理（多与特殊的辅料一起），使其变为高温下不气化挥发的另一种物质，从而达到制伏矿石药火毒，利于服用的目的。

⑤卒：同"猝"，突然。

⑥傥遇其真：希望得到真品。

饮食第四

身在田野，尤宜备瞻[①]。须识罪福之事，不可为食损命。所有资身在药菜而已，料理如法，殊益于人。枸杞、甘菊、术、牛膝、苜蓿、商陆、白蒿、五加，服石者不宜吃。商陆以上药，三月以前苗嫩时采食之。或煮或齑[②]，或炒或腌，悉用土苏咸豉汁加米等色为之，下饭甚良。蔓菁作齑最佳。不断五辛者，春秋嫩韭，四时采薤，甚益。曲虽拥热，甚益气力，但不可多食，致令闷愦[③]，料理有法，节而食之。百沸、馎饦、蒸饼[④]及糕索饼[⑤]起面等法在《食经》中。白粳米、白粱、黄粱、青粱米，常须贮积，支料[⑥]一年，炊饭煮粥亦各有法，并在《食经》中。菉豆、紫苏、乌麻亦须宜贮，俱能下气。其余豉酱之徒，食之所要，皆须贮蓄。若肉食者，必不得害物命，但以钱买，犹愈于杀，第一戒慎勿杀。若得肉，必须新鲜，似有气息[⑦]，则不宜食，烂脏损气，切须慎之戒之，料理法在《食经》中。

食后将息法：

平旦点心饭讫，即自以热手摩腹，出门庭行五六十步，消息之。中食后，还以热手摩腹，行一二百步，缓缓行，勿令气急，行讫还床偃卧，四展手足，勿睡，顷之气定，便起正坐，吃五六颗苏煎枣，啜半升以下人参、茯苓、甘草等饮，觉似少热，即吃麦门冬、竹叶、茅根等饮，量性将理。食饱不得急行，及饥，不得大语远唤人，嗔喜卧睡。觉食散后，随其事业，不得劳心劳力。觉肚空即须索食，不得忍饥。必不得食生硬粘滑等物，多致霍乱。秋冬间暖裹腹，腹中微似不安，即服厚朴生姜等饮。如此将息，必无横疾⑧。

【注释】

①备赡：准备充足。

②齑（jī）：泛指经腌制、切碎制成的菜，这里指将药物的嫩苗做成酱菜食用。

③闷愦（kuì）：烦闷昏乱。

④蒸饼：蒸制的面食，大体为馒头之类。

⑤索饼：索状的面食，即面条。

⑥支料：日常生活支用的必需品。

⑦气息：这里指陈腐的气味。

⑧横疾：不测之病。横，意外，不测。

养性第五

鸡鸣时起，就卧中导引。导引讫，栉漱①即巾②，巾后正坐，量时候寒温，吃点心饭若粥等。若服药者，先饭食，服吃药酒，消息讫，入静，烧香静念，不服气者亦可念诵，洗雪心源，息其烦虑，良久事讫，即出徐徐步庭院间散气，地湿即勿行，但屋下东西步令气散。家事付与儿子，不得关心所营，退居去家百里五十里，但时知平安而已。应缘居所要，并令子弟支料顿送，勿令数数往来愦闹③也。一物不得在意营之，平居不得嗔，不得大语大叫大用力，饮酒至醉，并为大忌。四时气候和畅之日，量其时节寒温，出门行三里二里及三百二百步为佳，量力行，但勿令气乏气喘而已。亲故邻里来相访问，携手出游百步，或坐，量力。宜谈笑简约其趣④，才得欢适，不可过度耳。人性非合道者，焉能无闷，闷则何以遣之，还须蓄数百卷书，《易》《老》《庄子》等，闷来阅之，殊胜闷坐。衣服但粗缦[5]，可御寒暑而已，第一勤洗浣，以香沾之。身数沐浴，务令洁净，则神安道胜也，浴法具《养生经》中。所将左右供使之人，或得清净弟子，精选小心少过谦谨者，自然事闲，无物相恼，令人气和心平也。凡人不能绝嗔，得无理之人，易生嗔喜，妨人道性。

【注释】

①栉（zhì）漱：梳洗。栉，梳理。

②巾：头巾，冠的一种。此用作动词，戴头巾。

③愦闹：因嘈杂而致使心绪不宁。

④简约其趣：减少约束自己的嗜好。

⑤缦（màn）：没有花纹的丝织品。

种造药第六

种枸杞法：

拣好地熟斸[1]，加粪讫，然后逐长开垅，深七八寸，令宽，乃取枸杞连茎剉，长四寸许，以草为索慢束，束如羹碗许大，于垅中立种之，每束相去一尺。下束讫，别调烂牛粪稀如面糊，灌束子上令满，减则更灌，然后以肥土拥之满讫，土上更加熟牛粪，然后灌水，不久即生。乃如翦韭法从一头起首割之，得半亩。料理如法，可供数人。其割时与地面平，高留则无叶，深翦即伤根。割仍避热及雨中，但早朝为佳。

又法：

但作束子，作坑方一尺，深于束子三寸，即下束子讫，著好粪满坑填之，以水浇粪下，即更著粪填，以不减为度，令粪上束子一二寸即得，生后极肥，数锄拥，每月加一粪尤佳。

又法：

但畦中种子如种菜法，上粪下水。当年虽瘦，二年以后悉肥。

勿令长苗，即不堪食。如食不尽，即翦作干菜，以备冬中常使。如此从春及秋，其苗不绝，取甘州者为真，叶厚大者是。有刺叶小者是白棘，不堪服食，慎之。

又法：

枸杞子于水盆挼令散讫，曝干，斸地作畦，畦中去却五寸土勾作垅，缚草作稕以臂长短，即以泥涂稕上令遍，以安垅中，即以子布泥上，一面令稀稠得所，以细土盖上令遍，又以烂牛粪盖子上令遍，又布土一重，令与畦平。待苗出时时浇溉，及堪采即如翦韭法，更不要煮炼，每种用二月。初一年但五度翦，不可过此也。凡枸杞生西南郡谷中及甘州者，其子味过于蒲桃，今兰州西去，邺城[②]、灵州[③]、九原[④]并多，根茎尤大。

种百合法：

上好肥地加粪熟斸讫，春中取根大者擘取瓣，于畦中种如蒜法，五寸一瓣种之，直作行，又加粪灌水。苗出，即锄四边，绝令无草。春后看稀稠得所，稠处更别移亦得，畦中干即灌水。三年后甚大如芋然，取食之。又取子种亦得，或一年以后二年以来始生，甚迟，不如种瓣。

种牛膝法：

秋间收子，至春种如种菜法。上加粪水溉，苗出堪采，即如翦菜法。常须多留子，秋中种亦好。其收根者，别留子，取三亩肥地熟耕，更以长锹深掘，取其土虚长也。土平讫然后下子，荒即耘草，旱则溉。至秋子成，高刈取茎，收其子。九月末间还用长锹深掘取根，如法料理。

种合欢法萱草也：

移根畦中稀种，一年自稠，春翦苗食如枸杞，夏秋不堪食。

种车前子法：

收子，春中取土地加粪熟斸水溉，翦取如上法。此物宿根，但耘灌而已，可数岁也。

种黄精法：

择取叶参差者是真，取根擘破，稀种，一年以后极稠，种子亦得。其苗甚香美，堪吃。

种牛蒡法：

取子畦中种，种时乘雨即生，若有水，不要候雨也。地须加粪灼然肥者，旱即浇水，翦如上法。菜中之尤吉，但多种，食苗及根并益人。

种商陆法：

又取根紫色者、白色者良，赤及黄色者有毒。根擘破，畦中作行种，种子亦得。根苗并堪食，色紫者味尤佳，更胜白者。净洗熟蒸，不用灰汁煮炼，并无毒，尤下诸药。服丹砂、乳石等人不宜服。

种五加法：

取根深掘肥地二尺，埋一根令没旧痕，甚易活。苗生，从一头翦取，每翦讫锄土拥之。

种甘菊法：

移根最佳，若少时折取苗，乘雨中湿种便活，一年之后子落遍地，长服者及冬中收子，翦如韭法。

种苜蓿法：

老圃多解[⑤]，但肥地令熟，作垅种之，极益人。还须从一头剪，每一翦，加粪锄土拥之。

种莲子法：

又八月九月取坚黑子，瓦上磨尖头，直令皮薄，取墐土[⑥]作熟泥封，如三指大，长二寸，使蒂头兼重，令磨须尖。泥欲干时，掷置池中，重头向下，自能周正。薄皮上易生，数日即出。不磨者卒不可生。

种藕法：

春初掘取根三节无损处，种入深泥，令到硬土，当年有花。

种青蘘法即胡麻苗也：

取八棱者，畦中如菜法种子，苗生采食。秋间依此法种之，甚滑美。

种地黄法：

十二月耕地，至正月可止三四遍，细杷[⑦]讫，然后作沟，沟阔一尺，两沟作一畦，畦阔四尺，其畦微高而平，硬甚不受雨水。苗未生间得水即烂。畦中又拨作沟，沟深三寸。取地黄切，长二寸，种于沟中讫，即以熟土盖之，其土可厚三寸以上，每种一亩用根五十斤，盖土讫，即取经冬烂穰草覆之，候稍芽出，以火烧其草，令烧去其苗，再生者叶肥茂，根叶益壮。自春至秋凡五六遍耘，不得用锄。八月堪采根，至冬尤佳。至时不采，其根大盛，春二月当宜出之。若秋采讫，至春不须更种，其种生者犹得三四年，但采讫杷之，明年耨耘[⑧]而已。参验古法，此为最良。按《本草》二月八月采，殊未穷物性也。八月残叶犹在，叶中精气未尽归根；二月新叶已生，根中精气已滋于叶；不如正月九月采殊妙，又与蒸曝相宜。古人云：二月八月非为种者，将谓野生，当须见苗耳。若食其叶，但露散后摘取旁叶，勿损中心正叶，甚益人，胜诸菜。

【注释】

①斸（zhú）：锄头之类农具，这里作动词，引申为挖地。

②邺城：古代著名都城。齐桓公始筑邺城，战国属魏，魏文侯以邺城作为陪都，汉置县。遗址范围包括今河北省临漳县西、河南省安阳市北郊一带。

③灵州：州名。西汉惠帝四年（前191）置灵洲县，属北地郡，故址在今宁夏回族自治区吴忠市境内。东汉为灵州。北魏为薄骨律镇，后复改为灵州。

④九原：郡名，秦置，辖境相当今内蒙古自治区后套及其以东至包头市，黄河南岸的伊克昭盟北部地区。

⑤解：松散。

⑥墐（qín）土：即粘土。墐，同“堇”。

⑦杷（pá）：同“耙”，一种有齿和长柄的农具，多用竹、木或铁等制

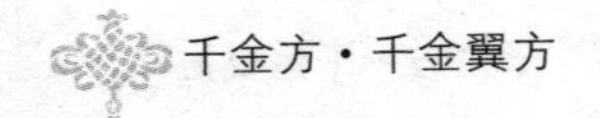

成。此处指将土地耙梳、聚拢。

⑧耨（nòu）耘：除草耕耘。耨，除草。

造牛膝法：

八月中长锹掘取根，水中浸一宿，密置筛中，手挼[1]去上皮齐头，曝令稍干，屈令直即作束。子又曝令极干，此看端正。若自用者不须去皮，但洗令净便曝，殊有气力。

造干黄精法：

九月末掘取根，拣取肥大者，去目，熟蒸曝干，又蒸曝干，食之如蜜，可停。

造生干地黄法：

地黄一百斤，拣择肥好者六十斤，有须者去之，然后净洗漉干，曝三数日令微皱，乃取拣退四十斤者，净洗漉干，于柏木臼中熟捣，绞取汁。汁如尽，以酒投之更捣，绞即引得余汁尽，用拌前六十斤干者，于日中曝干。如天阴，即于通风处薄摊之，夜亦如此，以干为限，此法比市中者气力数倍。顿取汁恐损，随日捣绞，用令当日尽，佳。

造熟干地黄法：

斤数拣择一准生法，浸讫，候好晴日便早蒸之，即暴于日中，夜置汁中，以物盖之，明朝又蒸。古法九遍，今但看汁尽色黑熟，蒸三五遍亦得。每造皆须春秋二时，正月九月缘冷寒气，方可宿浸。二月八月拌而蒸之，不可宿浸也。地黄汁经宿恐醋，不如日日捣取汁用。凡曝药皆须以床架，上置薄簟[2]等以通风气，不然日气微弱，则地气止津也。于漆盘中曝最好，簟多汗又损汁。

藕粉法：

取粗藕不限多少，灼然净洗，截断浸三宿，数换水，看灼然净讫，漉出，碓中碎捣，绞取汁重捣，绞取浓汁尽为限。即以密布滤粗恶物，澄去清水。如稠难澄，以水搅之，然后澄，看水清即泻去，一如造米粉法。

鸡头粉[③]：

取新熟者去皮，熟捣实，如上法。

菱角粉：

去皮，如上法。

葛根粉：

去皮，如上法，开胃口，止烦热也。

蒺藜粉：

捣去上皮，簸[④]取实，如上法，此粉去风轻身。

茯苓粉：

剉如弹子，以水浸去赤汁，如上法。

栝楼根粉：

去皮，如上法。

种树法须望前[⑤]种，十五日后种，少实。

种杏法：

杏熟时并肉核埋粪中，凡薄地不生，生且不茂。至春生后即移实地栽之，不移即实小味苦。树下一岁不须耕，耕之即肥而无实也。

种竹法：

欲移竹，先掘坑令宽，下水调细土，作泥如稀煎饼泥，即掘竹须，四面凿断，大作土科连根，以绳周下抨舁[⑥]之，勿令动著竹，动则损根，多不活。掘讫舁入坑泥中，令泥周匝总满。如泥少，更添土著水，以物匀搅令实。其竹根入坑不得埋过本根，若竹稍长者，以木深埋入土架缚之，恐风摇动即死。种树亦如此。竹无时，树须十二月以后三月以前，宜去根尺五寸留栽，来年便生笋。泥坑种动摇，必不活。

种栀子法：

腊月折取枝长一尺五寸以来，先凿坑一尺，阔五寸，取枝屈下拗处如毬[⑦]，杖却向上，令有叶处坑向上，坑口出五寸，一边约著土实讫，即下肥土实筑，灼然坚讫，自然必活，二年间即有子。

作篱法：

于地四畦掘坑，深二尺，阔二尺，坑中熟斸酸枣，熟时多收取子，坑中穊种之，生后护惜勿令损。一年后高三尺，间去恶者，一尺以下留一茎稀稠，行伍端直。来春剥去横枝，留距，不留距恐疮大，至冬冻损。剥讫，编作笆篱，随宜夹缚，务令缓舒。明年更编，高七尺便定，种榆柳并同法。木槿木芙蓉更堪看。

种枳法：

秋收取枳实，破作四片，于阴地熟斸加粪，即稠种之。至春生，隔一冬高一尺，然后移栽，每一尺种一栽，至高五尺，以物编之，甚可观也。

【注释】

①挼（ruó）：揉搓。

②薄簟（diàn）：薄竹席。

③鸡头粉：即芡实粉。

④簸（bǒ）：扬去谷米中的糠秕尘土等杂物。

⑤望前：望日之前。望日，每月十五。

⑥抨舁（bēng yú）：使抬起。

⑦毬（qiú）：古人一种游戏用品，用皮做成，内部用毛充实，足踢和杖击争之为戏。

杂忌第七

屋宇宅院成后，不因崩损辄有修造，及妄动土，二尺以下即有土气，慎之为佳。初造屋成，恐有土木气，待泥干后，于庭中醮祭讫，然后择良日入居。居后明日，烧香结界发愿，愿心不退转早悟道，法成功德，药无败坏。结界如后：平旦以清水漱口，从东南方左转诵言紧沙迦罗，又到西南角言你自受殃。又从东南角言紧沙迦罗，又到西南角言你自受殃。一一如是，满七遍，盗贼皆便息心，不能为害矣。或入山野，亦宜作此法。

或在道路逢小贼作障难，即定心作降伏之意，咒言紧沙迦罗、紧沙迦罗，一气尽为度，亦自坏散也。此法秘妙，是释门深秘，可以救护众生，大慈悲。故不用令孝子弋猎鱼捕之人入宅，不用辄大叫唤。每栽树木，量其便利，不须等闲漫种，无益柴炭等并年支。不用每日令人出入门巷，惟务寂然。论曰：看此论岂惟极助生灵[①]，亦足以诫于贪荣之士，无败祸之衅[②]。庶忠义烈士味之而知止足矣。

【注释】

①生灵：生命。

②衅（xìn）：罪过。

卷第十五・补益

叙虚损论第一

论曰：凡人不终眉寿，或致夭殁者，皆由不自爱惜，竭情尽意，邀名射利，聚毒攻神，内伤骨髓，外败筋肉，血气将亡，经络便壅，皮里空疏，惟招蠹疾[①]，正气日衰，邪气日盛，不异举沧波以注爝火[②]，颓华岳而断涓流，语其易也，又甚于此。然疾之所起，生自五劳，五劳既用，二脏先损，心肾受邪，腑脏俱病，故彭祖论别床异被之戒，李耳陈黄精钩吻之谈，斯言至矣，洪济[③]实多。今具录来由，并贯病状，庶智者之察微，防未萌之疾也。五劳者，一曰志劳，二曰思劳，三曰心劳，四曰忧劳，五曰疲劳。即生六极：一曰气极，气极令人内虚，五脏不足，外受邪气，多寒湿痹，烦懑吐逆，惊恐头痛；二曰血极，血极令人无色泽，恍惚喜忘，善惊少气，舌强喉干，寒热，不嗜食，苦睡，眩冒喜瞋；三曰筋极，筋极令人不能久立，喜倦拘挛，腹胀，四肢筋骨疼痛；四曰骨极，骨极令人瘦削[④]，齿不坚牢，不能动作，厥逆，黄疸消渴，痈肿疽发，膝重疼痛，浮肿如水状；五曰精极，精极令人无发，发肤枯落，悲伤喜忘，意气不行；六曰肉极，肉极令人发疰，如得击不复得言，甚者致死复生。七伤者，一曰阴寒，二曰阴痿，三曰里急，四曰精连连而不绝，五曰精少，囊下湿，六曰精清[⑤]，七曰小便苦数，临事不卒，名曰七伤。七伤为病，令人邪气多，正气少，忽忽喜忘而悲伤不乐，夺色黧黑，饮食不生肌肤，色无润泽，发白枯槁，牙齿不坚，目黄泪出，远视䀮䀮，见风泪下，咽焦消渴，鼻衄唾血，喉中介介[⑥]不利，胸中噎塞，食饮不下，身寒汗出，肌肉瘦痟，四肢沉重，不欲动作，膝胫苦寒，不能远行，上重下轻，久立腰背苦痛，难以俯仰，绕脐急痛，饥则心下虚悬，唇干口燥，腹里雷鸣，胸背相引痛，或时呕逆不食，或时变吐，小便赤热，乍数时难，或时伤多，或如针刺，大便坚涩，时泄下血，身体瘙痒，阴下常湿，黄汗自出，阴痿消小，临事不起，精清而少，连连独泄，阴端寒冷，茎中疼痛，小便余沥，卵肿而大，缩入腹中，四肢浮肿，虚热烦疼，乍热乍寒，卧不安席，心如杵舂[⑦]，惊悸失脉，呼吸乏短，时时恶梦，梦与死人共食入冢。此由年少早娶，用心过差，接会汗出，脏皆浮满，当风卧湿，久醉不醒，及坠车落马，僵仆所致也，故变生七气积聚，坚牢如杯，留在腹内，心痛烦冤[⑧]，不能饮食，时来时去，发作无常。寒气为病，则吐逆心满；热气为病，则恍惚闷乱，长如眩冒，又复失精；喜气为病，则不能疾行，不能久立；怒气为病，则上气不可当[⑨]，热痛上冲心，短气欲死，不能喘息；忧气为病，则不能苦作，卧不安席；恚气为病，则聚在心下，不能饮食；愁气为病，则平居而忘，置物还取，不记处所，四肢浮肿，不能举止。五劳六极，力乏气畜，变成寒热气疰，发作有时。受邪为病，凡有十二种风。风入头，则耳聋；风入目，则远视䀮䀮；风入肌肤，则身体瘾疹筋急；风入脉，则动上下无常；风入心，则心痛烦懑悸动，喜腹䐜胀[⑩]；风入肺，则咳逆短气；风入肝，则眼视不明，目赤泪出，发作有时；风入脾，则脾不磨[11]，肠鸣胁满；风入肾，则耳鸣而聋，脚疼痛，腰尻不随，甚者不能饮食；入胆则眉间疼痛，大小便不利，令人疼痹。五劳六极七伤，七气积聚变为病者，甚则令人得大风缓急，湿痹不仁，偏枯筋缩，四肢拘挛，关节隔塞，经脉不通，便生百病，羸瘦短气，令人无子，病欲及人，便即夭逝，劳伤血气，心气不足所致也。若或触劳风气，则令人角弓反张，举身皆动，或眉须顿落[12]，恶气肿起，魂去不足，梦与鬼交通，或悲哀不止，恍惚恐惧，不能饮食，或进或退，痛无常处。至此为疗，不亦难乎。

十二种风元不足

【注释】

①蠹疾：正气损伤的疾病。蠹，损害，伤损。

②爝（jué）火：炬火，小火。

③洪济：大有裨益。

④痠（suān）削：因肢体疼痛而消瘦。

⑤精清：精液冷凉不温。

⑥介介：梗阻貌。

⑦心如杵舂（chǔ chōng）：心中悸动不安，犹如舂杵捣动。

⑧烦冤：心中烦闷而意气不舒。

⑨上气不可当：气逆上奔不可抵挡。

⑩䐜胀：胀满。

⑪脾不磨：脾失健运，不能消磨水谷。

⑫顿落：忽然脱落。

大补养第二　论一首　方八首

论曰：病患已成，即须勤于药饵，所以立补养之方。此方皆是五石三石大寒食丸散等药，自非虚劳成就[1]，偏枯著床，惟向死近，无所控告[2]者，乃可用之，斯诚可以起死人耳。平人无病，不可造次[3]著手，深宜慎忌。

张仲景紫石寒食散　治伤寒已愈不复方：

紫石英　白石英　赤石脂　钟乳炼　栝楼根　防风　桔梗　文蛤　鬼臼　太一余粮各二两半　人参　干姜　附子炮，去皮　桂心各一两

上一十四味捣筛为散，酒服三方寸匕。

损益草散　常用之佳，主男子女人老少虚损及风寒毒冷，下痢癖饮，咳嗽，消谷，助老人胃气，可以延年，又主霍乱，酒服二方寸匕愈，又主众病，休息下痢，垂命欲死，服之便瘥，治人最为神验方：

人参　附子炮，去皮，各三分　干姜　桂心各五分　防风一两半　牡蛎熬　黄芩　细辛各三分　桔梗　椒去目闭口者，汗　茯苓　秦艽　白术各一两

上一十三味各捣筛为散，更秤如分，乃合之，治千杵。旦以温酒服方寸匕，老人频服三剂良，兼主虚劳。

草寒食散　治心腹胁下支满，邪气冲上，又心胸喘悸不得息，腹中漉漉雷鸣，吞酸，噫生食臭，食不消化，时泄时闭，心腹烦闷，不欲闻人声，好独卧，常欲得热，恍惚喜忘，心中怵惕[4]，如恐怖状，短气呕逆，腹中防响[5]，五脏不调，如此邪在于内而作众病，皆生于劳苦，若极意于为乐，从风寒起，治之皆同，服此药，旦未食时以淳美酒服二方寸匕，不耐者减之，去巾帽，薄衣力行方：

钟乳炼　附子炮，去皮　栝楼根　茯苓　牡蛎各一分，熬　桔梗干姜　人参　防风各一两　细辛　桂心各五分　白术三两半

上一十二味各捣筛，治千杵。以酒服之二匕，建日[6]服之，至破日[7]止，周而复始。

又方：

说状所主同前。

钟乳炼粉　人参　茯苓　附子炮，各三分　栝楼根　牡蛎熬　细

辛各半两　干姜　桂心各五分　白术　防风　桔梗各一两

上一十二味捣筛为散，服之一如前方。有冷加椒，有热加黄芩，各三分。

大草乌头丸　主寒冷虚损，五十年心腹积聚，百病邪气往来，厥逆抢心，痹顽，羸瘦骨立，不能食，破积聚方：

乌头十五分，炮，去皮　人参五分　生姜二两　前胡　蜀椒去目闭口者，汗　黄芩　白术　半夏洗　黄连　吴茱萸　龙骨　白头翁　干姜　细辛　桔梗　紫菀　芎䓖　厚朴炙　女萎　矾石烧　桂心甘草炙，各一两

上二十二味捣筛为末，炼蜜和，丸如梧子大。酒服十丸，日三夜一，以知⑧为度。

草乌头丸　破积聚，治积结冷聚，阳道弱⑨，大便有血，妇人产后出血不止方：

乌头十五分，炮，去皮　大黄　干姜　厚朴炙　吴茱萸　芍药　前胡　芎䓖　当归　细辛　桂心各五分　蜀椒三分，去目闭口者，汗　白薇半两　黄芩　白术　人参　紫菀　甘草炙，各一两

上一十八味捣筛为末，炼蜜和，丸如梧子大。酒服十丸，日三服，渐渐加之。

大理中露宿丸　主风劳，四十年癖，绝冷，并主咳逆上气方：

人参　桂心　吴茱萸　乌头炮，去皮　礜石烧，等分

上五味捣筛为末，炼蜜和，丸如梧子大。酒服三丸，日再，以知为度。

匈奴露宿丸　主毒冷方：

礜石烧　桔梗　皂荚炙，去皮子　干姜　附子炮，去皮　吴茱萸等分

上六味捣筛为末，炼蜜和，丸如梧子大。饮服三丸，日再，稍加，以知为度。

【注释】

①虚劳成就：虚劳之证已经形成。

②无所控告：病成之后诸医束手，患者无处诉病求治。

③造次：轻率。

④心中怵惕（chù tì）：心中因恐惧而时时戒惕。

⑤腹中防响：腹中气满不舒而鸣响。

⑥建日：寅日。古代术数家以天文中的十二时辰分别象征人事上的建、除、满、平、定、执、破、危、成、收、开、闭十二种情况。

⑦破日：即申日。

⑧知：病愈。

⑨阳道弱：指性器痿弱，不能行房。

解散发动第三　论一首　方三十五首

论曰：既得药力，诸痾并遣，石[①]忽发动，须知解方。故次立解散方焉，一一依其诊候而用之，万不失一。夫脉或洪或实，或断绝不足，欲似死脉，或细数，或弦驶[②]，其所犯非一故也，脉无常投，医不能识也。热多则弦驶，有癖则洪实，急痛则断绝。凡寒食药热率常如是，自无所苦，非死候也。动从节度，则不死矣；不从节度，则死矣。欲服散者，宜诊脉，审正其候，尔乃毕愈。脉沉数者难发，难发当数下之，脉浮大者易发也。人有服散两三剂不发者，此人脉沉难发，发不令人觉，药势已行，不出形于外，但以药治于内。欲候知其力，人进食多，一候也；颜色和悦，二候也；头面身体瘙痒，三候也；啬啬恶风，四候也；厌厌欲寐，五候也。诸有此证候者，皆药内发五脏，但如方法服药，宜数下之，内虚自当发也。

人参汤　主散发诸气逆，心腹绞痛，不得气息，命在转烛[③]方：

人参　枳实炙　甘草炙，各九分　栝楼根　干姜　白术各一两半

上六味㕮咀，以水九升煮取三升，分三服。若短气者，稍稍数服，无苦也，能如方者佳。冬月温食，胸腹热者便冷食，

夏月冷食。以水服药冷食过多腹冷者，作汤即自解，便止。

鸭通汤　主散发热攻胸背，呕逆烦闷，卧辄大睡，乘热觉四肢不快，寒热往来，大小便难方：

白鸭通新者　大黄二两　石膏碎　知母各一两　豉一升　麻黄三两，去节　葱白二七茎　栀子仁二七枚　黄芩一两半　甘草三分，炙

上一十味㕮咀，以汤一斗二升淋鸭通，乃以汁煮药，取三升半，去滓，然后纳豉，更煮三沸，去豉，未食前服一升。

治气汤　主散家患气，不能食若气逆方：

人参　茯苓　桂心　厚朴炙　半夏洗　甘草炙，各一两　麦门冬去心　生姜各三两，切　大枣二十枚，擘

上九味㕮咀，以水八升煮取二升六合，分服七合。

主散发头欲裂，眼疼欲出，恶寒，骨肉痛，状如伤寒，鼻中清涕出方：

以香豉五升，熬令烟出，以酒一斗投之，滤取汁，任性饮多少，欲令小醉便解，更饮之，取解为度。亦主时行，寒食散发，或口噤不可开，肠满胀急欲决[④]，此久坐温衣生食所为。皇甫云：口不开，去齿下此酒五合，热饮之，须臾开，能者多饮，至醉益佳，不能者任性。胀满不通，导之令下。

善服散家痰饮，心胸客热，闷者，吐之方：

甘草五两，生用

上一味㕮咀，以酒五升煮取二升半，空腹分再服之。服别相去如行五六里，快吐止。

主散发黄，胸中热，气闷方：

胡荽一把，切

上一味以水七升煮取二升半，分再服便愈，如不瘥更作。亦主通身发黄者，浓煮大黄叶令温，自洗渍尤良。并主热毒及胸中毒气相攻，若不尽，复烦闷，或痛饮如故。亦主新热下痢。

解散，主诸石热毒方：

白鸭通五升，新者

上一味汤一斗渍之，澄清，候冷饮之，任性多少，以瘥为度。

三黄汤　主解散发腹痛，胀满卒急方：

大黄　黄连　黄芩各三两

上三味㕮咀，以水七升煮取三升，分为三服。一方作丸。

散发，时行兼有客热，下血痢不止而烦者，黄连汤方：

黄连　黄檗各四两　栀子十五枚，擘　阿胶一两，炙　干姜　芍药　石榴皮各二两，一方用枳实

上七味㕮咀，以水一斗煮取三升，分三服。一方以水六升煮之。

乳石发头痛寒热，胸中塞，日晡手足烦疼方：

生麦门冬四两，去心　葱白半斤，切　豉三升

上三味熟汤八升煮取三升，分三服。

散发虚羸，不能食饮，大便不通，调脏腑方：

麦门冬去心　黄芩　人参各二两　竹茹一升　大枣十四枚，擘　茯神　半夏洗　生姜切　甘草各三两，炙　桂心半两

上一十味㕮咀，以水一斗煮取三升，分三服。

散发四肢肿方：

甘遂一两　木防己　茯苓　人参　白术各三两　麻黄二两，去节　甘草一两半，炙

上七味㕮咀，以水七升煮取二升八合，分三服。

散发口疮方：

龙胆三两　子蘖四两　黄连二两　升麻一两

上四味㕮咀，以水四升先煮龙胆黄连，取二升，别取子蘖冷水淹浸，投汤中令相得，绞取汁，热含冷吐，瘥止。

散发如淋热方：

葵子三升　茯苓　大黄　通草各三两　葱白七茎　当归　石韦去毛　芒消各二两　桂心一两

上九味㕮咀，以水一斗煮葵子，取六升，去滓纳药，更煮取三升，去滓，纳芒消更煮一沸，令消尽，分为四服，日三夜一。

散发大便秘涩不通方：

大黄四两　桃仁三十枚，去皮尖双仁，碎

上二味切，以水六升煮取二升，分再服。

又大便不通方：

生地黄汁五合　大黄　甘草炙，各半两

上三味㕮咀，以水三升煮取一升，下地黄汁，又煮三沸，分二服。

单服硫黄发为疮方：

以大醋和豉研熟如膏，以涂疮上，燥辄易之，甚良。

礜石发亦作疮，状如疖子，紫石多发于腹背，或著四肢，直以酥摩便瘥，仍用荠苨汤方：

荠苨　麦门冬各三两，去心　干姜三两半　麻黄去节　人参　黄芩　桔梗　甘草炙，各二两

上八味㕮咀，以水九升煮取三升，分三服，从旦至晡[5]乃尽，日日合服，以瘥为度。

非但礜石，凡诸石发，皆用此方。

散发痢血方：

黄连　干姜各三两　黄芩半两　鹿茸二两　瓜子一升　芍药　芎䓖　生竹皮　桂心　甘草炙，各一两

上一十味，以水一斗煮竹皮，取八升，去滓纳药，煮取二升，分三服，一日尽。

【注释】

①石：石药，即矿物类药物。

②弦駃：即弦数。駃，疾速。

③转烛：形容变化莫测，犹如风中摇晃不定的烛光。

④胀急欲决：胀满拘急，好似要破裂一般。

⑤晡：夜。

蕲邵大黄丸　主寒食散成痰饮澼水气，心痛，百节俱肿方一各细丸：

大黄　葶苈熬　豉各一两　巴豆去心皮，熬　杏仁去皮尖双仁，熬，各

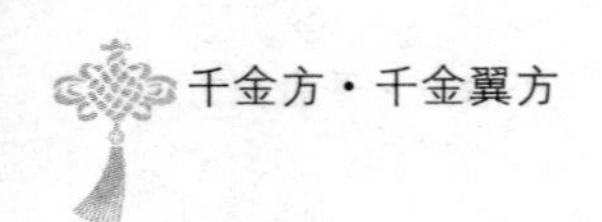

三十枚

上五味，各捣大黄豉为末，别捣巴豆杏仁如脂，炼蜜相和令相得，又更捣一千杵。空腹以饮服如麻子一丸，日再，不知，增至二丸，强人服丸如小豆大。

消石大丸　主男子女人惊厥，口干，心下坚，羸瘦不能食，喜卧，坠堕血瘀，久咳上气，胸痛，足胫不仁而冷，少腹满而痛，身重目眩，百节疼痛，上虚下实，又主女人乳余疾，带下，五脏散癖伏热，大如碗，坚肿在心下，胸中津液内结，浮肿膝寒，蛊毒淫跃，苦渴大虚等方：

消石十二两，熬之令干　蜀椒一升二合，去目闭口，汗　水蛭一百枚，熬　虻虫二两半，去翅足，熬　大黄一斤　茯苓六两　柴胡八两，去苗　芎䓖五两　蛴螬三十枚，熬

上九味捣筛为末，炼蜜和，更捣万杵，丸如梧子大。空腹以饮服五丸，日三服，五日进十丸，此皆不下。自此以后任意加之，一日可数十丸。与羊臛自补，若利当盆下之，勿于圊[①]，尤慎风冷。若女人月经闭，加桃仁三十枚去皮尖双仁，熬。一方以酒服十五丸，日三，不知可稍增，当下如豆汁，长虫腹中有病皆除。

解散雷氏千金丸方：

消石三分，熬　大黄四两　巴豆一分，去心皮，熬

上三味捣筛为末，炼蜜和，丸如小豆许。饮服一丸，日二，以利为度。

细辛丸　主散发五脏六腑三焦冷热不调，痰结胸中，强饮百处不安，久服强气方：

细辛　杏仁去皮尖双仁，熬　泽泻　干姜　白术　茯苓　桂心甘草炙，各二两　附子炮，去皮　蜀椒去目闭口者，汗　大黄　木防己各五分　芫花　甘遂各一两

上一十四味各捣筛为末，别治杏仁如脂，合捣百杵，炼白蜜和，更捣五千杵，丸如梧子大。以酒服二丸，日再服，不能者如大豆二丸，以知为度。散家困于痰澼，服药患困者，参服

此丸，暨相发助，又不令越逸[2]，消饮，去结澼，令胸膈无痰，无逆寒之患，又令人不眩满迷闷。

大青丸　主积年不解，不能食，羸瘦欲死方：

大青　麦门冬去心　香豉各四两　石膏研　葶苈子熬　栀子　栝楼根　枳实炙　芍药　知母　茯苓　大黄　黄芪　黄芩　甘草炙，各二两

上一十五味捣筛为末，炼蜜和，丸如梧子大。以饮服五丸，日二丸，五日不知则更服之，以知为度。

下药法：

凡散数发热无赖[3]，当下去之，诸丹及金石等用此方下之。黍米三升作糜，以成煎猪脂一斤合和之，使熟，宿不食，明旦早食之令饱，晚当下，药煎随下出，神良。下药尽者后不复发，若发更服之。

又方：

肥猪肉五斤　葱白　薤白各半斤

上三味合煮之，旦不食，啖之，一顿令尽为度。

压药发动数数患热，用求下却之方：

取猪肾脂，勿令中水，尽取以火炙之，承取脂，适寒温，一服二三合，一日一夜可五六升，药稍稍随大便去，甚良。

又方：

肥猪肉作臛一升，调和如常法，平旦空腹一顿食之，须臾间腹中雷鸣，鸣定便下，药随下出，以器承取，以水淘汰取石，不尽更作，如前服之。

凡散发疮肿膏方：

生胡粉　芜菁子熬，别捣　杏仁去皮尖双仁，别捣　黄连捣末　水银　猪脂

上六味并等分，惟水银倍之，以脂和研令相得，更以水银治疮上，日三。

有发赤肿者，当摩之以膏方：

生地黄五两　大黄一两　杏仁二十枚，去皮尖两仁　生商陆根二两

上四味切，以醋渍一宿，以猪脂一升煎商陆黑，去滓膏成，日三摩之。

散发有生细疮者，此药主热至捷方：

黄连　芒消各五两

上二味，以水八升煮黄连，取四升，去滓，纳芒消令烊，以布涂贴著上，多少皆著之。

洗疮汤方：

黄连　黄芩　苦参各八两

上三味切，以水三斗煮取一斗，去滓，极冷乃洗疮，日三。

治发疮痛痒，不可堪忍方：

取冷石捣，下筛作散，粉之，日五六度，乃燥，疮中自净，无不瘥，良。

凡服散之后身体浮肿，多是取冷所致，宜服槟榔汤方：

大槟榔三十五枚

上一味先出子，捣作末，细筛，然后㕮咀其皮，以汤七升煮取二升，纳子末，分为再服，服尽当下。即愈。

解散，大麦麨④方：

取大麦炒令汗出，燥便止，勿令太焦，舂去皮，净淘，蒸令熟，曝干，熬令香，细末绢下，以冷水和服三方寸匕，日再。有赤肿者当摩之，入蜜亦佳。

【注释】

①圊（qīng）：厕所。

②越逸：正气浮越而逸散。

③无赖：无所依凭。

④麨（chǎo）：米、麦等炒熟后磨粉制成的干粮。

补五脏第四　方四十五首

补心汤　主心气不足，惊悸汗出，心中烦闷，短气，喜怒悲忧，悉不自知，咽喉痛，口唇黑，呕吐，舌本强①，水浆不通方：

紫石英　紫苏　茯苓　人参　当归　茯神　远志去心　甘草炙，各二两　赤小豆五合　大枣三十枚，擘　麦门冬一升，去心

上一十一味㕮咀，以水一斗二升煮取三升，分四服，日二夜一。

补心汤　主心气不足，多汗心烦，喜独语，多梦不自觉，喉咽痛，时吐血，舌本强，水浆不通方：

麦门冬三两，去心　茯苓　紫石英　人参　桂心　大枣三十枚，擘　赤小豆二十枚　紫菀　甘草炙，各一两

上九味㕮咀，以水八升煮取二升五合，分为三服，宜春夏服之。

远志汤　主心气虚，惊悸喜忘，不进食，补心方：

远志去心　黄芪　铁精　干姜　桂心各三两　人参　防风　当归　芎䓖　紫石英　茯苓　茯神　独活　甘草炙，各二两　五味子三合　半夏洗　麦门冬各四两，去心　大枣十二枚，擘

上一十八味㕮咀，以水一斗三升煮取三升五合，分为五服，日三夜二。

定志补心汤　主心气不足，心痛惊恐方：

远志去心　昌蒲　人参　茯苓各四两

上四味㕮咀，以水一斗煮取三升，分三服。

伤心汤　主心伤不足，腰脊腹背相引痛，不能俯仰方：

茯苓　远志去心　干地黄各二两　大枣三十枚，擘　饴糖一升　黄芩　半夏洗　附子炮，去皮　生姜切　桂心各二两　石膏碎　麦门冬各四两，去心　甘草炙　阿胶熬，各一两

上一十四味㕮咀，以水一斗五升煮取三升半，去滓，纳饴糖阿胶，更煎取三升二合，分三服。

镇心丸　主男子女人虚损，梦寐惊悸失精，女人赤白注漏②，或月水不通，风邪鬼疰，寒热往来，腹中积聚，忧恚结气，诸

疾皆悉主之方：

紫石英　茯苓　昌蒲　苁蓉　远志去心　麦门冬去心　当归　细辛　卷柏　干姜　大豆卷　防风　大黄各五分　䗪虫十二枚，熬　大枣五十枚，擘　干地黄三两　人参　泽泻　丹参　秦艽各一两半　芍药　石膏研　乌头炮，去皮　柏子仁　桔梗　桂心各三分　半夏洗　白术各二两　铁精　白敛　银屑　前胡　牛黄各半两　署预　甘草炙，各二两半

上三十五味捣筛为末，炼蜜及枣膏和之，更捣五千杵，丸如梧子。饮服五丸，日三，稍稍加至二十丸，以瘥为度。

大镇心丸　所主与前方同，凡是心病皆悉服之方：

干地黄一两半　牛黄五分　杏仁去皮尖两仁，熬　蜀椒去目闭口者，汗，各三分　桑螵蛸十二枚　大枣三十五枚　白敛　当归各半两　泽泻　大豆卷　黄芪　铁精　柏子仁　前胡　茯苓各一两　独活　秦艽芎䓖　桂心　人参　麦门冬去心　远志去心　丹参　阿胶炙　防风紫石英　干姜　银屑　甘草炙，各一两

上二十九味捣筛为末，炼蜜及枣膏和，更捣五千杵，丸如梧子。酒服七丸，日三，加至二十丸《千金》有署预、茯神，为三十一味。

【注释】

①舌本强：舌根僵硬。

②赤白注漏：又称赤白沥、赤白漏下，指女人白带异常。

补肝汤　主肝气不足，两胁满，筋急，不得太息，四肢厥，寒热偏痹，淋溺石沙，腰尻少腹痛，妇人心腹四肢痛，乳痈，膝胫热，转筋，遗溺痟渴[1]，爪甲青枯，口噤面青，太息，疝瘕[2]上抢心，腹中痛，两眼不明，悉主之方后面注内二两字疑：

蕤仁　柏子仁各一两　茯苓二两半　乌头炮，四枚，去皮　大枣三十枚，擘　牛黄　石胆　桂心各一两　细辛　防风　白术　甘草炙，各三两

上一十二味㕮咀，以水一斗煮取二升八合，分三服。一方用细辛二两、茯苓二两，强人大枣二十枚，无牛黄，白术、石胆各一两。

补肝汤　主肝气不足，两胁下满，筋急，不得太息，四厥，疝瘕上抢心，腹痛，目不明方：

茯苓一两四铢　乌头四枚，炮，去皮　大枣二十四枚，擘　蕤仁　柏子仁　防风　细辛各二两　山茱萸　桂心各一两　甘草八口，炙，中者

上一十味㕮咀，以水八升煮取二升，分三服，常用。

泻肝汤　主肝气不足，目暗，四肢沉重方：

人参　半夏洗　白术各三两　生姜六两，切　细辛一两　茯苓　黄芩　前胡　桂心　甘草炙，各二两

上一十味㕮咀，以水八升煮取三升，分三服，三五日后，次服后汤方：

茯苓三两　吴茱萸一两　大枣三十枚，擘　桃仁去皮尖及双仁者　人参　防风　乌头炮，去皮　柏子仁　橘皮　桂心　甘草炙，各二两

上一十一味㕮咀，以水一斗煮取二升半，分三服。《千金》有细辛二两。

【注释】

①痟渴：即消渴。

②疝瘕：中医病证名，寒凝气积导致腹中包块疼痛，或伴有小便出白的病证。

补肺汤　主肺气不足，病苦气逆，胸腹满，咳逆，上气抢喉，喉中闭塞，咳逆短气，气从背起，有时而痛，惕然自惊，或笑或歌，或怒无常，或干呕心烦，耳闻风雨声，面色白，口中如含霜雪，言语无声，剧者吐血方：

五味子三两　麦门冬四两，去心　白石英二两九铢　粳米三合　紫菀　干姜　款冬花各二两　桑根白皮　人参　钟乳研　竹叶切，各一两　大枣四十枚，擘　桂心六两

上一十三味，以水一斗二升煮桑白皮及八升，去滓纳药，煮取三升，分三服。

平肺汤　主肺气虚竭，不足乏气，胸中干，口中礔礔干方：

麻黄去节　橘皮各二两　小麦一升

上三味㕮咀，以水五升煮取一升半，分再服。

肺伤汤　主肺气不足而短气，咳唾脓血，不得卧方：

人参　生姜切　桂心各二两　阿胶炙　紫菀各一两　干地黄四两　桑根白皮　饴糖各一斤

上八味㕮咀，以水一斗五升煮桑根白皮二十沸，去滓纳药，煮取二升五合，次纳饴糖令烊，分三服。

伤中汤　主伤中，肺气不足，胁下痛，上气，咳唾脓血，不欲食，恶风，目视䀮䀮，足胫肿方：

生地黄半斤，切　桑根白皮三升，切　生姜五累　白胶五挺　麻子仁　芎䓖各一升　紫菀三两　麦种　饴糖各一升　桂心二尺　人参　甘草炙，各一两

上一十二味㕮咀，以水二斗煮桑根白皮，取七升，去滓纳药，煮取五升，澄去滓，纳饴糖煎取三升，分为三服。

温液汤　主肺痿涎唾多，心中温温液液方：

甘草三两

上一味㕮咀，以水三升煮取一升半，分三服。

治肺痈[①]咳，胸中满而振寒，脉数，咽干不渴，时时出浊唾腥臭，久久吐脓如粳米粥者方：

桔梗三两　甘草二两

上二味㕮咀，以水三升煮取一升，服，不吐脓也。

补肺散　主肺气不足，胸痛牵背，上气失声方：

白石英　五味子各五分　桂心二两　大枣五枚，擘　麦门冬去心　款冬花　桑白皮　干姜　甘草炙，各一两

上九味捣筛为散，以水一升煮枣，取八合，及热投一方寸匕，服日三，亦可以酒煮，以知为度。

补肺丸　主肺气不足，失声胸痛，上气息鸣方：

麦门冬去心　款冬花　白石英　桑根白皮　桂心各二两　五味子三合　钟乳五分，研为粉　干姜一两　大枣一百枚

上九味捣筛为末，以枣膏和，为丸如梧子大。以饮下十五丸，日三。

泻肺散　主醉酒劳倦，汗出当风，胸中少气，口干，喘息胸痛，甚者吐逆致吐血方：

款冬花　桂心　附子炮，去皮　蜀椒去目闭口者，汗　五味子　紫菀　苁蓉　杏仁去皮尖双仁，熬　桃仁去皮尖双仁，各五分，熬　当归　续断　远志去心　茯苓　石斛各一两　细辛　干姜各一两半　百部　甘草炙，各二两

上一十八味捣筛为散，酒服方寸匕，日三。

【注释】

①肺痈（yōng）：由于热毒瘀结于肺，以致肺叶生疮、肉败血腐，形成脓疡，以发热、咳嗽、胸痛、咯吐腥臭浊痰，甚则咯吐脓血痰为主要临床表现的一种病证。

泻脾汤　主脾脏气实，胸中满，不能食方：

茯苓四两　厚朴四两，炙　桂心五两　生姜八两，切　半夏一十，洗去滑　人参　黄芩　甘草炙，各二两

上八味㕮咀，以水一斗煮取三升，分三服。又主冷气在脾脏，走在四肢，手足流肿，亦逐水气。

治脾气实，其人口中淡甘，卧愦愦，痛无常处及呕吐反胃，并主之方：

大黄六两

上一味破，以水六升煮取一升，分再服。又主食即吐，并大便不通者，加甘草二两，煮取二升半，分三服。

泻脾汤　主脾气不足，虚冷注下，腹痛方：

当归　干姜　黄连　龙骨　赤石脂　人参各三两　橘皮　附子炮，去皮　秦皮　大黄各二两　半夏五两，洗

上一十一味㕮咀，以水一斗煮取三升一合，分四服。

补脾汤　主不欲食，留腹中，或上或下，烦闷，得食辄呕欲吐，

已即胀满不消，噫腥臭，发热，四肢肿而苦下，身重不能自胜[1]方：

麻子仁三合　禹余粮二两　桑根白皮一斤　大枣一百枚，擘　黄连　干姜　白术　甘草炙，各三两

上八味㕮咀，以水一斗煮取半，去滓，得二升九合，日一服，三日令尽，老小任意加减。

建脾汤　主脾气不调，使人身重如石，欲食即呕，四肢瘦削不收方：

生地黄　黄芪　芍药　甘草各一两，炙　生姜二两　白蜜一升

上六味㕮咀，以水九升，煮取三升去滓纳蜜，搅令微沸，服八合，日三夜一。

柔脾汤　主脾气不足，下焦虚冷，胸中满塞，汗出，胁下支满，或吐血及下血方：

干地黄三两　黄芪　芍药　甘草炙，各一两

上四味切，以酒三升渍之，三斗米下蒸，以铜器承取汁，随多少服之。

温脾汤　主脾气不足，虚弱下痢，上入下出方：

干姜　大黄各三两　人参　附子炮，去皮　甘草炙，各二两

上五味㕮咀，以水八升煮取二升半，分三服。

温脾汤　主脾气不足，水谷下痢，腹痛，食不消方：

半夏四两，洗　干姜　赤石脂　白石脂　厚朴炙　桂心各三两　当归　芎䓖　附子炮，去皮　人参　甘草炙，各二两

上一十一味㕮咀，以水九升煮取三升，分三服。

泻脾丸　主脾气不调，有热，或下闭塞，调五脏，治呕逆食饮方：

大黄六两　杏仁四两，去皮尖及双仁，熬　蜀椒去目闭口者，汗　半夏洗　玄参　茯苓　芍药各三分　细辛　黄芩各半两　人参　当归　附子炮，去皮　干姜　桂心各一两

上一十四味捣筛为末，炼蜜和，丸如梧子。饮服六丸，日三，增至十丸。

泻脾丸　主毒风在脾中，流肿，腹满短气，食辄防响不消，时时微下方：

干姜　当归　桂心　葶苈各三分，熬　狼毒　大黄　芎䓖　蜀椒去目及闭口，汗　白薇　附子炮，去皮　甘遂　吴茱萸各半两

上一十二味捣筛为末，炼蜜和，丸如梧子。饮服三丸，日三。

大温脾丸　主脾中冷，水谷不化，胀满，或时寒极方：

法曲　大麦蘖　吴茱萸各五合　枳实三枚，炙　干姜三两　细辛三两　桂心五两　桔梗三两　附子炮，去皮，二两　人参　甘草炙，各三两

上一十一味捣筛为末，炼蜜和，丸如梧子。酒服七丸，日三，加至十五丸。

转脾丸　主大病后至虚羸瘦，不能食，食不消化方：

小麦曲四两　蜀椒一两，去目及闭口，汗　干姜　吴茱萸　大黄各三两　附子炮，去皮　厚朴炙　当归　桂心　甘草炙，各二两

上一十味捣筛为末，炼蜜和，丸如梧子。酒服十五丸，日三。

温脾丸　主胃气弱，大腹冷则下痢，小腹热即小便难，防响腹满，喘气虚乏，干呕不得食，温中消谷，治脾益气方：

法曲　小麦蘖各五合　吴茱萸三合　枳实三枚，炙　人参　桔梗　麦门冬去心　干姜　附子炮，去皮　细辛各二两　桂心　厚朴炙　当归　茯苓　甘草炙，各三两

上一十五味捣筛为末，炼蜜和，丸如梧子。空腹饮服七丸，日三，亦可加大黄二两。

平胃汤　主胃中寒热呕逆，胸中微痛，吐如豆羹汁，或吐血方：

阿胶炙　芍药各二两　干地黄　干姜　石膏碎　人参　黄芩　甘草炙，各一两

上八味㕮咀，以水酒各三升煮取三升，分三服。

胃胀汤　主胃气不足，心气少，上奔胸中，愦闷，寒冷，腹中绞痛，吐痢宿汁方：

人参一两　茯苓　橘皮　干姜　甘草炙，各二两

上五味捣筛为末，炼蜜和，更捣五百杵，丸如梧子，以水二升铜器中火上煮二十丸一沸，不能饮者服一升，日三，可长将服。一名胃服丸，又名补脏汤。

和胃丸　主胃痛，悁烦[2]噫逆，胸中气满，腹胁下邪气，寒壮[3]积聚，大小便乍难，调六腑，安五脏，导达肠胃，令人能食，并主女人绝产方：

大黄　细辛　黄连　蜀椒去目闭口者，汗　皂荚炙，去皮子　当归　桂心各一分　杏仁去皮尖双仁，熬　黄芩各一两半　葶苈熬　阿胶炙　芒消各半两　厚朴二分，炙　甘遂一两　半夏五分，洗

上一十五味捣筛为末，炼蜜和，丸如梧子。空腹酒服五丸，日三，稍加至十丸。

试和丸　主呕逆，腰以上热，惕惕惊恐，时悲泪出，时复喜怒，妄语梦寤，洒洒淅淅，头痛少气，时如醉状，不能食，噫闻食臭，欲呕，大小便不利，或寒热，小便赤黄，恶风，目视𥆧𥆧，耳中兇兇[4]方：

防风　泽泻　白术　蛇床子　吴茱萸　细辛　昌蒲　乌头炮，去皮　五味子各一分　当归　远志去心　桂心各半两　干姜三分

上一十三味捣筛为末，炼蜜和丸。空腹吞五丸如梧子，日三，加至十丸。华佗方。

【注释】

①不能自胜：因肢体困重，活动不能胜力。

②悁（yuān）烦：忧郁烦闷。

③寒壮：恐当作“寒热”。

④兇兇：喧扰声。

补肾汤　主肾气不足，心中忙忙[1]而闷，目视𥆧𥆧，心悬少气，阳气不足，耳聋，目前如星火，消渴疽痔，一身悉痒，骨中疼痛，小弱拘急，乏气，难咽咽干，唾如胶色黑方：

磁石　生姜切　五味子　防风　牡丹皮　玄参　桂心　甘草

炙，各二两　附子一两，炮，去皮　大豆二十四枚

上一十味㕮咀，以水一斗二升铜器中扬之三百遍，纳药煮取六升，去滓，更煎得二升八合，分为三服。

肾著汤　主腰以下冷痛而重，如带五千钱，小便不利方：

茯苓　白术各四两　干姜二两　甘草一两，炙

上四味㕮咀，以水六升煮取三升，分三服。

治肾间有水气，腰脊疼痛，腹背拘急绞痛方：

茯苓　白术　泽泻　干姜各四两

上四味㕮咀，以水八升煮取三升，分三服。

又方：

茯苓　白术各四两　饴糖八两　干姜　甘草炙，各二两

上五味㕮咀，以水一斗煮取三升，纳饴糖煎之令烊，分为四服。

大补肾汤　主肾气腰背疼重方：

磁石　石斛　茯苓　橘皮　麦门冬去心　芍药　牛膝　棘刺　桂心各三两　地骨皮三升　人参　当归　五味子　高良姜　杜仲各五两，炙　紫菀　干姜各四两　远志一两半，去心　干地黄六两　甘草二两，炙

上二十味㕮咀，以水四升煮取一升，分十服。

肾气丸　主五劳七伤，脏中虚竭，肾气不足，阴下痒，小便余沥，忽忽喜忘，悲愁不乐，不嗜食饮方：

署预　石斛各三分　苁蓉　黄芪各三两　羊肾一具　茯苓　五味子　远志去心　当归　泽泻　人参　巴戟天　防风　附子炮，去皮　干姜　天雄炮，去皮　干地黄　独活　桂心　棘刺　杜仲炙　菟丝子各二两

上二十二味捣筛为末，炼蜜和，丸如梧子。空腹酒服十丸，日三，稍加至二十丸。

肾沥散　主五劳，男子百病方：

防风　黄芩　山茱萸　白敛　厚朴炙　芍药　署预　麦门冬

去心　天雄炮，去皮　甘草炙，各五分　独活　菊花　秦艽　细辛　白术　枳实炙　柏子仁各一两　当归　芎䓖　菟丝子　苁蓉[2]　桂心各七分　石斛　干姜　人参各二两　钟乳研　蜀椒汗，去目闭口者　附子炮，去皮　白石英各一两　乌头三分，炮，去皮　羊肾一具　黄芪二两半

上三十二味捣筛为散，酒服方寸匕，日二，加至二匕，日三。

泻肾散　主男女诸虚不足，肾气乏方：

消石　矾石各八分

上二味捣筛为散，以粳米粥汁一升纳一方寸匕，搅令和调，顿服之，日三，不知稍增。

【注释】

①忙忙：忧急貌。

②苁（cōng）蓉：中医称其为地精或金笋，是极其名贵的中药材，甘而性温，咸而质润，具有补阳不燥，温通肾阳补肾虚，补阴不腻，润肠通腹治便秘的特点。因为它补性和缓，才有苁蓉（从容）之称。

五脏气虚第五　方九首

五补汤　主五脏内虚竭，短气咳逆，伤损郁郁不足，下气，复通津液方：

麦门冬去心　小麦各一升　粳米三合　地骨皮　薤白各一斤　人参　五味子　桂心　甘草炙，各二两　生姜八两，切

上一十味㕮咀，以水一斗二升煮取三升，分三服。口干，先煮竹叶一把，减一升，去滓，纳药煮之。

人参汤　主男子五劳七伤，胸中逆满害食，乏气呕逆，两胁下胀，少腹急痛，宛转[1]欲死，调中平脏气理伤绝方：

人参　茯苓　芍药　当归　白糖　桂心　甘草炙，各二两　蜀椒去目及闭口，汗　生姜　前胡　橘皮　五味子各一两　枳实三分，炙　麦门冬三合，去心　大枣十五枚，擘

上一十五味㕮咀，以东流水一斗五升渍药半日，以三岁陈

芦微微煮取四升，去滓，纳糖令消，二十以上六十以下服一升，二十以下六十以上服七八合，久羸者服七合，日三夜一。

治手足厥寒，脉为之细绝，其人有寒者，当归茱萸四逆汤方：

当归　芍药　桂心各三两　吴茱萸二升　生姜半斤，切　细辛　通草　甘草各二两，炙　大枣二十五枚，擘

上九味㕮咀，以酒水各四升煮取三升，分四服。

治下痢清谷，内寒外热，手足厥逆，脉微欲绝，身反恶寒，其人面赤，或腹痛干呕，或咽痛，或痢止脉不出，通脉四逆汤方：

甘草一两，炙　大附子一枚，生去皮，破八片　干姜三两，强人可四两

上三味㕮咀二味，以水三升煮取一升二合，分再服，脉即出也。面赤者，加葱白九茎；腹痛者，去葱白，加芍药二两；呕者，加生姜二两；咽痛者，去芍药，加桔梗一两；痢止脉不出者，去桔梗，加人参二两。

复脉汤　主虚劳不足，汗出而闷，脉结心悸，行动如常，不出百日危急者，二十一日死方：

生地黄一斤，细切　生姜三两，切　麦门冬去心　麻子仁各三两　阿胶三两，炙　大枣三十枚，擘　人参　桂心各二两　甘草四两，炙

上九味㕮咀，以水一斗煮取六升，去滓，分六服，日三夜三。若脉未复，隔日又服一剂，力弱者三日一剂，乃至五剂十剂，以脉复为度，宜取汗。越公杨素[②]因患失脉，七日服五剂而复。仲景名炙甘草汤。一方以酒七升、水八升煮取三升，见伤寒中。

大建中汤　主五劳七伤，小肠急，脐下彭亨，两胁胀满，腰脊相引，鼻口干燥，目暗𥇍𥇍，愦愦不乐，胸中气逆，不下食饮，茎中策然痛，小便赤黄，尿有余沥，梦与鬼神交通，失精，惊恐虚乏方：

人参　龙骨　泽泻　黄芪各三两　大枣二十枚　芍药四两　远志去心　甘草炙，各二两　生姜切　饴糖各八两

上一十味㕮咀，以水一斗煮取二升半，去滓，纳饴糖令消，

一服八合，相去如行十里久。《千金》有当归三两。

小建中汤　所主与前方同：

芍药六两　桂心三两　生姜三两，切　饴糖一升　甘草二两，炙　大枣十二枚，擘

上六味㕮咀，以水七升煮取三升，去滓纳饴糖，一服一升，日三服。已载伤寒中，此再见之。

茯苓汤　主虚损短气，咽喉不利，唾如稠胶凝塞方：

茯苓　前胡　桂心各二两　麦门冬五两，去心　大枣四十枚，擘　人参　干地黄　芍药　甘草各一两，炙

上九味㕮咀，以水一斗煮麦门冬及八升，除滓纳药，煮取三升，分三服，三剂水瘥。一名凝唾汤。

黄芪汤　主虚劳不足，四肢烦疼，不欲食饮，食即胀，汗出方：

黄芪　当归　细辛　五味子　生姜切　人参　桂心　甘草各二两，炙　芍药三两　前胡一两　茯苓四两　半夏八两，洗　麦门冬二两，去心　大枣二十枚，擘

上一十四味㕮咀，以水一斗四升煮取三升，去滓，一服八合，日三。

【注释】

①宛转：辗转，曲折。

②杨素：字处道，隋朝权臣、军事家。

补虚丸散第六　方二十二首

菴䕡散　主风劳湿痹，痿厥少气，筋挛，关节疼痛，难以屈伸，或不能行履，精衰目瞑，阴阳不起，腹中不调，乍寒乍热，大小便或涩，此是肾虚所致，主之方：

菴䕡子　酸枣仁　大豆卷　薏苡仁　车前子　蔓荆子　菥蓂子　冬瓜子　菊花　秦椒汗，子并闭目者，各一升　阿胶一斤，炒

上一十一味各捣，绢下为散，合和捣令相得，食后服三合，

日再。若苦筋挛，骨节痛，难以屈伸，倍酸枣仁、菴蔄、菥蓂、瓜子各三升。久服不老，益气轻身，耳目聪明。

大五补丸　主五脏劳气，七伤虚损不足，冷热不调，饮食无味：

署预　石龙芮　覆盆子　干地黄　五味子各二两　石南　秦艽　五加皮　天雄炮，去皮　狗脊　人参　黄芪　防风　山茱萸白术　杜仲炙　桂心各一两　麦门冬去心　巴戟天各一两半　远志二两半，去心　石斛　菟丝子　天门冬各七分，去心　蛇床子　萆薢各半两茯苓五分　干姜三分　肉苁蓉三两

上二十八味捣筛为末，炼蜜和，丸如梧子。空腹以酒服十丸，日三。稍加至三十丸。

翟平署预丸　补诸虚劳损方：

署预　牛膝　菟丝子　泽泻　干地黄　茯苓　巴戟天　赤石脂　山茱萸　杜仲炙，各二两　苁蓉四两　五味子一两半

上一十二味捣筛为末，炼蜜和，丸如梧子。酒服二十丸，日一夜一。瘦者，加敦煌石膏二两；健忘，加远志二两；少津液，加柏子仁二两。慎食蒜醋陈臭等物。

署预散　补虚风劳方：

署预　牛膝　续断　巴戟天　菟丝子　茯苓　枸杞子　五味子　杜仲各一两，炙　蛇床子　山茱萸各三分　苁蓉一两

上一十二味捣筛为散，酒服方寸匕，日二夜一。惟禁蒜醋。健忘加远志、茯神，体涩加柏子仁，各二两。服三剂益肌肉，亦可为丸。

署预散　主头面有风，牵引眼睛疼痛，偏视不明方：

薯预五两　细辛一两半　天雄炮，去皮　秦艽各二两　桂心　羌活山茱萸各二两半

上七味捣筛为散，酒服方寸匕，日三。

十味肾气丸　主补虚方：

桂心　牡丹皮　泽泻　署预　芍药各四两　玄参　茯苓　山

茱萸各五两　附子三两，炮，去皮　干地黄八两

上一十味捣筛为末，炼蜜和，丸如梧子。以酒服二十丸，稍加至三十丸，以知为度。

张仲景八味肾气丸方：

干地黄八两　泽泻二两　桂心二两　署预四两　山茱萸四两　牡丹皮　茯苓各三两　附子炮，去皮，二两

上八味捣筛为末，炼蜜和，丸如梧子。以酒服七丸，日三，稍加至十丸，久长可服。

常服大补益散方：

肉苁蓉　干枣肉　石斛各八两　枸杞子一斤　菟丝子　续断　远志各五两，去心　天雄三两，炮，去皮　干地黄十两

上九味捣筛为散，酒服方寸匕，日二，无所忌。

补虚，主阳气断绝不起方：

白石英　阳起石　磁石　苁蓉　菟丝子　干地黄各二两半　五味子　石斛　桔梗　白术各二两　巴戟天　防风各五分　蛇床子半两　桂心

上一十四味捣筛为末，炼蜜和，丸如梧子。酒服十五丸，日三，稍加至二十丸，以知为度。

小秦艽散　主风虚疥瘙痒方：

秦艽三两　茯苓　牡蛎熬　附子炮，去皮　黄芩各半两　人参三分　干姜　细辛各五分　白术三两半　蜀椒去目闭口者，汗　桔梗　防风桂心各一两

上一十三味捣筛为散，酒服方寸匕，日再。

治阳气衰微，终日不起方：

蛇床子三分　菟丝子草汁二合

上二味和如泥，涂上，日五遍，三日大验。

又方：

车前根叶

上一味曝干，捣为散，酒服方寸匕，日三服。

又方：

原蚕蛾未连者，一升

上一味阴干，去头足翅，捣筛为末，炼蜜和，丸如梧子，夜卧服一丸。

又方：

蛇床子　菟丝子　杜仲各五分，炙　五味子一两　肉苁蓉二两

上五味捣筛为末，炼蜜和，丸如梧子。酒服十四丸，日二夜一。

又方：

阳起石

上一味以酒三斗渍二七日，服三合，日三夜一。

又方：

特生礜石火炼一伏时

上一味捣末，酒渍二七日，服五合，日三夜一。

淮南八公石斛散　主风湿痹疼，腰脚不遂方：

石斛　防风　茯苓　干姜　细辛　云母　杜仲炙　远志去心　菟丝子　天雄炮，去皮　人参　苁蓉　萆薢　桂心　干地黄　牛膝　蛇床　署预　巴戟天　续断　山茱萸　白术各一两　菊花附子炮，去皮　蜀椒去目闭口者，汗　五味子各二两

上二十六味捣筛为散，酒服方寸匕，日再。

琥珀散　主虚劳百病，阴痿精清，力不足，大小便不利如淋，脑间寒气，结在关元，强行阴阳[①]，精少余沥，治腰脊痛，四肢重，咽干口燥，饮食无味，乏气少力，远视䀮䀮，惊悸不安，五脏气虚，上气闷满方：

琥珀二两　石韦　干姜　滑石　牡丹皮　茯苓　芎䓖　石斛　续断　当归　人参　远志去心　桂心各三两　苁蓉　千岁松脂牡蒙　橘皮各四两　松子　柏子仁　荏子各三升　车前子　菟丝子菴蔺子各一升　枸杞子一两　牛膝三两　通草十四两　胡麻子　芜菁子　蛇床子　麦门冬各一升，去心

上三十味各异捣，合捣二千杵，重绢下，合和，盛以韦囊。

先食服方寸匕，日三夜一。用牛羊乳煎令熟，长服令人志性强，轻身，益气力，消谷能食，耐寒暑，百病除愈，久服老而更少，发白更黑，齿落更生矣。

秃鸡散方：

蛇床子　菟丝子　远志去心　五味子　巴戟天　防风各半两　苁蓉三分　杜仲一分，炙

上八味捣筛为散，酒服方寸匕，日一服。

三仁九子丸　主五劳七伤，补益方：

酸枣仁　柏子仁　薏苡仁　蛇床子　枸杞子　五味子　菟丝子　菊花子　菴蕳子　蔓荆子　地肤子　乌麻子　干地黄　署预　桂心

上一十五味各二两，加苁蓉二两，捣筛为末，炼蜜和，丸如梧子。酒服二十丸，日二，大主肾虚劳。

疗气及虚方：《千金方》云：治气及五劳七伤，无所不治，明目，利小便。

白石英十两，成炼者　石斛　苁蓉各一两半　菟丝子三两　茯苓　泽泻　橘皮各一两

上七味，先取白石英无多少，以铁槌砧上细打，去暗者及恶物靥翳，惟取向日看明澈者捣，绢筛于铜盘中，水研之如米粉法，三度研讫澄之，渐渐却水，曝令浥浥然②，看上有不净之物去之，取中心好者，在下有恶物亦去之，所得好者更研令熟，以帛练袋盛，置瓷瓮合上，以三斗米下蒸之，饭熟下，悬袋日中干之，取出更研，然后捣诸药下筛，总于瓷器中研令相得，酒服方寸匕，日二，不得过之，忌猪鱼鹅鸭蒜生冷醋滑。

治腰痛方：

鹿角末，酒服方寸匕，日二服。

【注释】

①强行阴阳：指精力不能胜而勉强行房事。

②浥浥然：湿润貌。